La turbinoplastica inferiore modificata

Paolo Gottarelli

La turbinoplastica inferiore modificata

Un nuovo approccio chirurgico

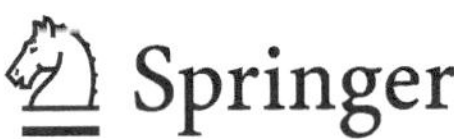

Paolo Gottarelli
Chirurgo plastico nasale
Specialista in Chirurgia Plastica
Bologna

Si ringrazia Ars Medica Italia per il materiale iconografico

ISBN 978-88-470-2070-2 ISBN 978-88-470-2071-9 (eBook)

DOI 10.1007/978-88-470-2071-9

9 8 7 6 5 4 3 2 1 2012 2013 2014

Layout copertina: Ikona S.r.l., Milano

Impaginazione: Ikona S.r.l., Milano

Springer-Verlag Italia S.r.l., Via Decembrio 28, I-20137 Milano
Springer fa parte di Springer Science+Business Media (www.springer.com)

Prefazione

Fin dagli esordi nello studio della medicina sono sempre stato affascinato dalla possibilità di modificare i lineamenti del volto e, in questo campo, la rinoplastica mi ha sempre attratto, al punto da diventare l'obiettivo principale della mia attività professionale. Dopo il servizio militare come ufficiale delle truppe alpine di confine, all'età di 27 anni, divenni assistente nel reparto di chirurgica plastica diretto da Carlo Cavina, che mi iniziò alla chirurgia nasale attraverso i primi indispensabili concetti operativi. Nove anni più tardi, come aiuto primario di chirurgia plastica, iniziai a visitare i più importanti chirurghi nasali del mondo nel tentativo di ampliare i concetti e le tecniche inizialmente apprese.

Ancora vivido è il ricordo di Fernando Ortiz Monasterio (1923) che, dopo una partita a tennis, mi spiegò i vantaggi delle osteotomie basali percutanee incomplete a legno verde. Da allora, era il 19 maggio 1986, ho utilizzato unicamente questa metodica per avvicinare le ossa nasali dopo una gibbotomia o semplicemente per correggere una asimmetria post-traumatica – e sempre utilizzando l'osteotomo retto da 2 millimetri.

Ricordo gli incontri fondamentali con Ralph Millard (1919) e i suoi 33 principi, che reputo ancora oggi una guida indispensabile per ogni chirurgo non solo plastico. Nel 1988 rimasi impressionato dalla tecnica di esecuzione quasi maniacale della rinoplastica da parte di John B. Tebbetts di Dallas in Texas. Guidato da una logica ferrea questo giovane chirurgo teneva testa a mostri sacri della chirurgia nasale come Jack Sheen. Una logica stringente che lo portò a scrivere, nel 1988, un bellissimo volume sulle ragioni secondo le quali la rinoplastica primaria andasse affrontata sempre con l'approccio aperto, coadiuvato da una metodica particolarmente sofisticata. Ed è stato proprio a Dallas, in Texas, che in quegli anni si formò un gruppo di eccellenti chirurghi specialisti in chirurgia del naso capitanati da Jack Gunter e seguiti da Steve H. Byrd, Rod J. Rohrich, John B. Tebbetts e altri ancora. Con i loro corsi e la guida in due volumi intitolata *Dallas Rhinoplasty* trasformarono l'approccio aperto nella migliore metodica per curare il naso in tutte le sue parti, non solo nei casi secondari ma ancor più nelle rinosettoplastiche primarie: queste, grazie a una maggiore precisione esecutiva, non si trasformavano più in secondarie a causa delle frequenti recidive.

A partire dal 1989 ho iniziato a presentare in importanti congressi i risultati ottenuti con la tecnica di Tebbetts. Nell'aprile 1994 vinsi il primo premio al Congresso italiano di videochirurgia plastica, tre mesi prima che Tebbetts pubblicasse il suo lavoro sulla Force Vector Tip Rinoplasty (FVTR) nell'articolo *Shaping and positioning the nasal tip without structural disruption; a new, systematic approach* (Plast Reconstr Surg 94:61-77). Presentavo a distanza di due anni la soluzione di un grave problema di insufficienza valvolare monolaterale idiopatica, utilizzando proprio la tecnica di Tebbetts con l'uso di innesti cartilaginei e particolari punti di sutura.

Nel 1997, con l'autorizzazione di Tebbetts, organizzai e diressi a Bologna il primo videocorso multimediale di chirurgia nasale in diretta utilizzando proprio questa metodica. Sempre nello stesso anno ebbi l'idea di curare i turbinati ipertrofici come un comune chirurgo plastico farebbe con una mammella ipertrofica, riducendo armonicamente tutti e tre i comparti anatomici del turbinato stesso e ricostruendolo poi con accurate suture, in modo tale da evitare la formazione di sinechie cicatriziali ed emorragie e per di più senza l'impiego di tamponi interni. Questo metodo si rivelò fondamentale per il benessere del paziente perché forniva una guarigione non solo più rapida ma soprattutto definitiva.

Da quel momento ho eseguito la turbinoplastica inferiore modificata, che ho definito con l'acronimo inglese MIT (*Modified Inferior Turbinoplasty*), sia nei pazienti con problemi funzionali sia quando veniva richiesta la sola correzione estetica. Tutto ciò con il fine di riequilibrare la perdita di spazio all'interno delle coane dovuta a quelle manovre chirurgiche da rinoplastica riduttiva che si riflettono inevitabilmente anche sulla funzione.

Successivamente presentai, nel 2003, la tecnica della turbinoplastica inferiore modificata (MIT) alla Clinica Teknon di Barcellona di fronte a un autorevole gruppo di esperti di chirurgia nasale capitanati da Eugene M.Tardy Jr, il quale usò e scrisse parole di ammirazione per questa tecnica, che si rifaceva peraltro al suo maestro, House.

Un anno dopo, nel 2004, fui invitato da Jaime Planas a tenere tre presentazioni e un intervento chirurgico in diretta presso l'omonima clinica di Barcellona durante il corso biennale che ivi è organizzato. Ricordo la frase testuale del grande Planas che mi disse: "Caro Gottarelli, conosco tanti chirurghi che fanno bei nasi, ma pochissimi che li sappiano anche fare respirare. Se è vero che la tua tecnica funziona, hai messo il dito nella piaga, e per questo motivo ti ho invitato al nostro corso".

Negli anni che seguirono concretizzai sempre più un nuovo concetto di chirurgia nasale al quale applicai la definizione di "rinoplastica globale". La rinoplastica globale si fonda, oltre che sulla turbinoplastica inferiore modificata (MIT), anche sulla cosidetta "rinoplastica strutturale" di Dean Toriumi e sulla FVTR di John B. Tebbetts.

Tutto questo rappresenta ora quanto di più moderno sia stato messo a punto in questo campo, e supera non solo le diatribe tra la rinoplastica cosiddetta aperta e la rinoplastica chiusa, ma anche la distinzione tra interventi di sola chirurgia funzionale o di sola chirurgia estetica. Su ognuno di questi interventi è impossibile non riconoscere una componente che appartenga all'uno o all'altro approccio. Per questo motivo, ritenendo superata la dicotomia fra chirurgia funzionale e chirurgia estetica, è più corretto parlare di *nasal job* o di rinoplastica globale. Quest'approccio innovativo di pensare ed eseguire la chirurgia nasale non ha mancato di soddisfare centinaia di pazienti, che quest'anno si sono riuniti in un'associazione (Io Respiro Onlus), impegnata, fra gli altri suoi obiettivi, a diffondere questa novità. Si è creata, inoltre, la prima scuola di formazione di una nuova figura di chirurgo nasale, che dovrà avere competenze di chirurgia plastica, otorinolaringoiatria, chirurgia maxillofacciale, endoscopia chirurgica e microchirurgia.

Paolo Gottarelli

Con riconoscenza voglio dedicare questo volume a chi mi ha accompagnato nel percorso professionale e medico sintetizzato in questo libro, ovvero tutti i colleghi, il personale di sala operatoria e il mio staff che mi hanno coadiuvato con impegno. In particolare però devo ringraziare il dono della vita e della forza che mi hanno dato i miei genitori, a cui sarò eternamente grato.

Indice

Introduzione xiii

1 La storia della rinoplastica 1

2 Benessere e respirazione 3

3 Anatomia e funzionalità nasale 5

4 I turbinati inferiori 13

5 L'iter diagnostico 15

6 Come si è arrivati alla MIT 19

7 La nuova turbinoplastica inferiore modificata 23

8 Il naso torto post-traumatico 27

9 La MIT step-by-step 29

10 Il concetto di "simmetria respiratoria" 75

11 Il controllo delle recidive nelle deviazioni del setto 77

12 Conclusioni 79

Bibliografia essenziale 81

Curriculum vitae 83

Introduzione

Quanto verrà descritto in questo volume sulla nuova metodica di trattamento dei turbinati inferiori ipertrofici non è altro che la logica conseguenza di una serie di innovazioni che parte da molto lontano. Innovazioni che, una dopo l'altra, permettono di curare il naso in tutte le sue parti e funzioni con maggior precisione e prevedibilità di risultato. Per entrare facilmente nel nuovo percorso è come sempre indispensabile seguire le tappe storiche di questa lenta, ma inesorabile evoluzione.

Nessun chirurgo esperto che voglia dare un reale significato al proprio lavoro potrà ignorare tutto ciò. Si può senz'altro affermare che Aurel Rethi (1884-1976), nel 1921, abbia aperto la strada con la sua incisione cutanea collumellare. A questa prima esecuzione di rinoplastica "aperta" Rethi faceva seguire, tuttavia, le stesse fasi della rinoplastica tradizionale secondo Jacques Joseph (1865-1934). Ciò comportava che non si potevano apprezzare tutti i reali vantaggi che l'approccio aperto consente, ma addirittura si aggiungeva una cicatrice sulla columella che a quel punto non aveva reali vantaggi.

Questa argomentazione contraria all'approccio aperto è stata cavalcata per anni da chi non ha voluto vedere ciò che da Rethi in poi era avvenuto, ovvero un evento rivoluzionario sotto ogni profilo. Con questa sterile ed ostinata polemica tanti falsi maestri hanno impedito a due generazioni di chirurghi di intraprendere una nuova strada così ricca di soddisfazioni e successi.

Si deve infatti al maestro jugoslavo Ante Sercer (1896-1968) l'avere per primo riempito di significati anatomici e funzionali la nuova tecnica con approccio aperto che lui definì "decorticazione". Questo appellativo non fu invero molto felice, in quanto contribuì a rendere diffidenti e sospettosi i chirurghi. In effetti il termine *decorticazione* spaventa un po' e richiama nella nostra mente più l'intervento che si esegue per trattare un rinofima e che consiste, appunto, nell'asportare in toto gli strati cutanei del naso ispessiti. Un secondo aspetto che rallentò la diffusione di questo metodo, oltre l'infelice definizione, fu la contemporaneità con un altro grande maestro e chirurgo come Maurice H. Cottle (1898-1981), che molto più diplomaticamente riuscì ad imporsi con la sua più apprezzata metodica.

L'attività di Sercer fu molto prolifica tanto che al suo più importante allievo, Ivo Padovan (1922-2010), si deve la prosecuzione del lavoro iniziato con l'aggiunta di avere diffuso il nuovo metodo oltreoceano negli Stati Uniti. Per ben vent'anni tuttavia prevalse la diffidenza dei chirurghi americani, con l'eccezione di Jack R. Anderson (1917-1992) e Wilfred S. Goodman, che cominciarono non solo ad apprezzare questa nuova tecnica, ma anche a presentare i loro casi in numerosi congressi medici. Anderson pubblicò successivamente il primo testo su questo nuovo approccio dando alla metodica l'appellativo di "rinoplastica aperta": questa nuova terminologia, al contrario della decorticazione di Sercer, non intimoriva ma anzi incuriosiva di più i chirurghi nasali.

Dal 1980 in poi un numero sempre maggiore di chirurghi si cimentò in questo nuovo lavoro e già dalla metà degli anni Novanta in tutte le scuole di specializzazione nasale d'oltre oceano veniva insegnata la "rinoplastica aperta".

Una nuova generazione di chirurghi si stava formando e grazie a loro le possibilità interventistiche sia estetiche che funzionali si dilatarono enormemente. Oggi la stragrande maggioranza dei chirurghi nasali esperti impiega esclusivamente l'approccio aperto con la soddisfazione totale dei loro pazienti. Dal 1997 a oggi la casistica di pazienti operati con questo approccio ha raggiunto quasi quota 5000.

La storia della rinoplastica

1

La storia della chirurgia nasale risale alla notte dei tempi. Nel papiro dell'antico Egitto di Edwin Smith (1822-1906), dal nome dell'antiquario americano che lo acquistò a Luxor nel 1862, vengono descritti la diagnosi e il trattamento delle deformità nasali effettuati circa 3000 anni or sono.

Nell'800 a.C. il medico indiano Sushruta, nel testo di medicina ayurvedica *Sushruta Samhita* da lui compilato, tra gli oltre 300 interventi chirurgici praticati sulle rive del Gange descrive anche una tecnica di ricostruzione nasale. Nel XVI secolo il medico bolognese Gaspare Tagliacozzi (1545-1599) utilizza tecniche di ricostruzione chirurgiche per correggere nasi deturpati. Successivamente la scienza e l'arte della rinoplastica rimane sostanzialmente stagnante fino al XIX secolo, quando si affacciano i primi pionieri della chirurgia plastica come il medico berlinese Johann Friedrich Dieffenbach (1792-1847) che, nel 1840, utilizza un lembo di cute per ricoprire il dorso nasale.

Il primo resoconto di un intervento di rinoplastica moderna endonasale – pubblicato su *Medical Record* del 4 giugno 1887 – "The Deformity Termed 'Pug Nose' and its Correction by a Simple Operation"– lo si deve all'americano John Orlando Roe (1848-1915). Nel 1892 un altro chirurgo americano, Robert F. Weir (1838-1927), descrive step-by-step le tecniche di rinoplastica per la correzione dei nasi deformi.

Nel 1898 il chirurgo ortopedico Jacques Joseph (1865-1934) presenta i suoi concetti rivoluzionari di chirurgia nasale alla Società di Medicina di Berlino. Molti aspiranti chirurghi in rinoplastica si recano in Germania per apprendere da Joseph le sue tecniche innovative, a tal punto da farlo considerare il padre dell'attuale rinoplastica. Infatti, molte delle manovre di base della rinoplastica moderna sono essenzialmente le medesime descritte da Joseph due secoli fa.

Le tecniche sono state poi ulteriormente diffuse, soprattutto negli Stati Uniti, grazie all'opera di chirurghi come Gustave Aufricht (1894-1980),

Joseph Safian (1886-1983) e Samuel Fomon (1889-1971). Proprio a Fomon si devono gli insegnamenti e i corsi di rinoplastica che hanno contribuito alla formazione di innumerevoli chirurghi della moderna rinoplastica, come Maurice H. Cottle (1898-1981) di Chicago e Irving B. Goldman (1898-1975) di New York.

Nella storia relativamente breve della rinoplastica moderna, molti maestri della rinoplastica hanno contribuito al progresso del settore attraverso lo sviluppo e il perfezionamento di nuove tecniche. La condivisione continua e la diffusione delle tecniche di rinoplastica hanno contribuito a migliorare anche i risultati sul volto dei pazienti. Chi si sottopone a un intervento chirurgico nasale lo fa spesso per il solo desiderio estetico ma più frequentemente per concomitanti disturbi respiratori. Da qui è nata la necessità di tecniche chirurgiche snelle e polivalenti, dove la MIT ha, come vedremo, una rilevanza assoluta.

Benessere e respirazione 2

Di questi tempi si parla tanto di stare bene e di forma fisica, ma ancora troppa poca attenzione viene posta a due delle funzioni vitali di maggiore importanza per la salute: cibo e respirazione.

È ormai riconosciuto che dallo stile di vita, dall'alimentazione e dalla qualità delle condizioni atmosferiche ambientali dipende tutta una serie di patologie ad alto impatto sociale, compresi i tumori. Il motivo è dato dal fatto che il nostro "fenotipo", ovvero la parte mutante e variabile del nostro DNA, rappresenta la frazione maggiore del DNA stesso ed è fortemente condizionato dalle nostre abitudini di vita. I più recenti progressi sulla terapia dei tumori maligni riprendono proprio la possibilità di correggere le variazioni del DNA riparando quelle catene proteiche che sono state alterate. Sta prevalendo, pertanto, il concetto di reversibilità anche per la malattia neoplastica.

Se si può stare 40 giorni senza mangiare e quattro giorni senza bere, senza respirare si può stare al massimo quattro minuti: questo la dice lunga sulla possibilità e sull'importanza della respirazione. La respirazione corretta è quella che porta l'aria ad essere rallentata, filtrata, riscaldata ed umidificata dal naso. Più avanti si vedrà attraverso quali meccanismi avvengono tutti questi importanti processi, ma si deve anche sottolineare l'importanza e la necessità della respirazione nasale proprio per non sottoporre i bronchi e gli alveoli polmonari ad un eccessivo ed improvviso carico d'aria, come avviene quando si respira sempre a bocca aperta.

È noto che coloro che respirano con la sola bocca sviluppino con maggiore frequenza non solo patologie flogistiche delle prime vie aeree, ma anche gravi disturbi bronchiali, polmonari e talvolta cardiaci. Sappiamo quanti disturbi notturni affliggono un'enormità di persone: dalla banale roncopatia (russamento) alle ben più gravi apnee notturne, fino all'impiego regolare (per non chiamarlo abuso) dei vasocostrittori nasali che rappresentano per questi pazienti l'unico modo per decongestionare i turbinati inferiori ipertrofici, con il rischio di sviluppare in seguito alterazioni delle mucose nasali fino alla comparsa, in alcuni casi, di ipertensione sanguigna. Per questi pazienti la MIT è in grado di risolvere in modo definitivo il problema.

Un altro capitolo importante riguarda la salute del bambino, che talvolta viene inquadrato frettolosamente come paziente allergico quando invece andrebbe visitato dallo specialista in grado di rilevare l'eventuale presenza di alterazioni o difetti delle prime vie aeree, come può essere una deviazione del setto o una ipertrofia dei turbinati inferiori. Va sottolineato come anche in questi casi esista la possibilità di intervenire chirurgicamente. I soggetti andranno preventivamente selezionati, nel pieno rispetto delle strutture funzionali ancora in fase di acccrescimento.

Inoltre, non bisogna sottovalutare l'insorgenza di disturbi nasali e della respirazione in soggetti che praticano sport, sia a livello amatoriale che professionistico, in grado di limitare le performance agonistiche esponendoli a frequenti episodi di raffreddamento o a flogosi dell'albero respiratorio (faringiti, bronchiti, ecc.), e a veri e propri handicap della prestazione sportiva, come per esempio la difficoltà a eseguire la manovra di Valsalva (compensazione) nei subacquei.

Una cattiva ossigenazione sanguigna riconducibile ad alterazioni delle prime vie respiratorie (in particolare del naso) è inevitabilmente associata a disturbi della vita di relazione caratterizzati da difficoltà di concentrazione e delle funzioni esecutive, oltre ad alterazioni del sonno cui segue sonnolenza diurna. Ma non mancano anche ricadute negative su meccanismi automatici come la deglutizione, che vengono condizionati dalla presenza di malformazioni nasali congenite o secondarie come le deviazioni post-traumatiche del setto nasale.

Anatomia e funzionalità nasale 3

3.1 Sviluppo embriologico

Alla quarta settimana di crescita gestazionale le cellule della cresta neurale (dalle quali si formerà il naso) iniziano a migrare in direzione caudale verso il centro della faccia. Si sviluppano così due placodi nasali simmetrici (abbozzi di epitelio olfattivo), che le fosse olfattive poi divideranno in processi nasali mediali e laterali (abbozzi del labbro superiore e del naso). I processi mediali formeranno setto, filtro e premaxilla nasale; i processi laterali, invece, la struttura laterale del naso; dallo stomodeo (la porzione anteriore ectodermica del tratto intestinale), infine, si svilupperà la bocca sottostante la struttura nasale. Una membrana nasobuccale separa la bocca (cavità orale inferiore) dal naso (cavità nasale superiore). Non appena le fosse olfattive diventano più profonde si sviluppano le coane, che mettono in comunicazione la cavità nasale con il nasofaringe (Fig. 3.1).

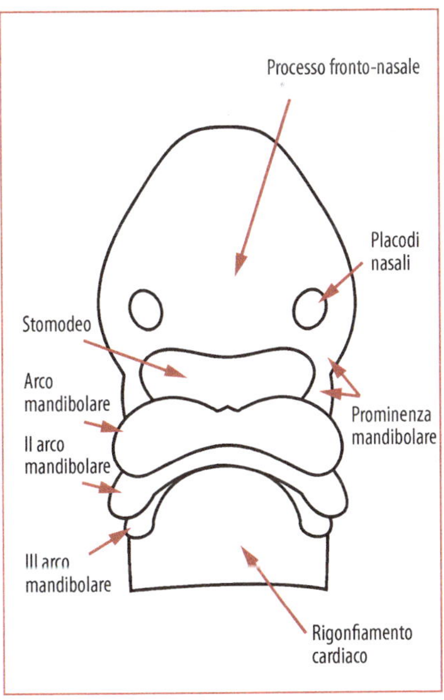

Fig. 3.1 Sviluppo embriologico alla quarta settimana

Alla decima settimana di gestazione le cellule si differenziano in tessuto muscolare, cartilagineo e osseo. Qualunque alterazione abbia luogo in questa fase precoce dell'embriogenesi facciale non potrà che avere importanti ricadute sul feto in evoluzione: palatoschisi, labbro leporino, atresia delle coane, aplasia nasale, polirinia, ecc.

3.2 Strutture anatomiche

In prospettiva di eseguire un intervento di chirurgia plastica correttiva del naso vanno considerate le seguenti componenti anatomiche.

3.2.1 Tessuti molli del naso

Cute

La superficie cutanea del naso si può suddividere in tre settori:

- *terzo superiore:* la cute della porzione superiore del naso, sottile e relativamente distensibile (flessibilità e mobilità), aderisce strettamente alla struttura osteocartilaginea sottostante
- *terzo medio:* la cute del dorso nasale è la più sottile e meno distensibile di tutto il naso, in quanto particolarmente aderente alle strutture anatomiche sottostanti
- *terzo inferiore:* la cute della porzione inferiore del naso è simile a quella del terzo superiore, oltre ad essere particolarmente ricca di ghiandole sebacee

Mucose

A livello vestibolare è presente un rivestimento mucoso caratterizzato da epitelio squamoso, che inoltrandosi all'interno si modifica in epitelio di transizione e successivamente in epitelio cilindrico respiratorio. Si tratta di un tessuto ricco di ghiandole sieromucinose in grado di mantenere umide le prime vie aeree, proteggendole dai patogeni presenti nell'atmosfera.

Muscoli

I movimenti del naso sono controllati da quattro gruppi di muscoli facciali e del collo localizzati profondamente sotto lo strato sottocutaneo e connessi con il sistema aponeurotico superficiale (SMAS):

- gruppo dei *muscoli elevatori*;
- gruppo dei *muscoli depressori*;
- gruppo dei *muscoli compressori*;
- gruppo dei *muscoli dilatatori*.

3.2.2 Struttura estetica del naso

Prima di pianificare, preparare ed eseguire qualsiasi intervento di chirurgia nasale è necessario suddividere la struttura esterna del naso in subunità e in segmenti estetici, che aiutano il chirurgo plastico a determinare esattamente misure, estensione e localizzazione topografica del difetto o della deformità da correggere (Fig. 3.2).

- subunità estetiche nasali:
  - lobulo o punta del naso
  - columella
  - base alare destra
  - parete alare destra
  - parete alare sinistra
  - base alare sinistra
  - dorso del naso
  - parete destra del dorso
  - parete sinistra del dorso
- segmenti estetici nasali:
  - dorso del naso
  - pareti nasali laterali
  - emi-lobulo
  - triangolo dei tessuti molli
  - ali nasali
  - columella

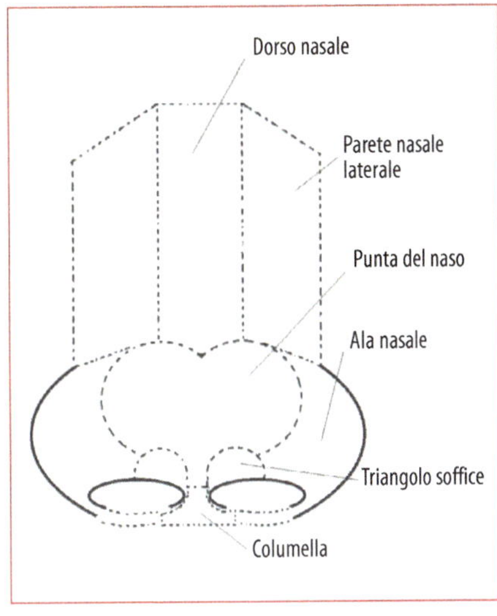

Fig. 3.2 Struttura esterna del naso suddivisa in segmenti estetici

3.2.3 Struttura ossea del naso

Nella parte antero-superiore dello splancnocranio è presente l'**osso nasale** formato da una sottile lamina quadrilatera ossea, pari e simmetrica. Essa varia in dimensione e forma da individuo ad individuo, chiudendo in alto e in avanti le cavità nasali. Fa parte, insieme alle cartilagini alari maggiori, minori e accessorie, dell'impalcatura del naso esterno.

Si articola in alto con l'osso frontale, lateralmente con il mascellare e medialmente con il suo omologo controlaterale, tramite una sutura armonica. Si articola anche con la lamina perpendicolare dell'etmoide, dalla cui unione si forma, in basso e in avanti sul piano mediano, la spina nasale antero-superiore. Presenta due superfici e quattro margini: il margine inferiore contribuisce a delimitare superiormente l'apertura piriforme del naso.

Il **setto nasale** è una parete piatta, di forma pentagonale, teoricamente equidistante dalla parete laterale nelle diverse aree endonasali. Suddivide il naso interno in due compartimenti, di cui costituisce la parete mediale con una superficie di 30-35 cm^2.

Il setto è composto da un mosaico di strutture (membranose, cartilaginee, ossee) ricoperte da elementi cutanei e mucosi. Procedendo in direzione antero-posteriore il setto è composto dalla columella (semirigida), dal setto membranoso (flessibile), dal setto cartilagineo (semiflessibile) e infine dal setto osseo (rigido, seppure dotato di una certa flessibilità in corrispondenza delle giunzioni osteocartilaginee).

Oltre alla componenti fondamentali (cartilagine quadrangolare, vomere, lamina perpendicolare dell'etmoide), si devono considerare costituenti settali anche la columella, il setto membranoso, la spina nasale inferiore, la premaxilla, le creste nasali del mascellare, le creste nasali dell'osso palatino, la cresta nasale dello sfenoide, la cresta nasale del frontale, i processi mediali delle ossa nasali. Il centro di questo mosaico è costituto dalla premaxilla e dalle sue connessioni con la cartilagine quadrangolare e il vomere.

Il setto presenta quattro margini: inferiore, caudale, anteriore o dorsale, e posteriore. L'angolo settale anteriore si trova alla giunzione dei margini caudale e dorsale. Il margine caudale ha un profilo curvo che delimita un angolo – l'angolo settale inferiore – alla giunzione tra il terzo medio e il terzo posteriore, che misura approssimativamente dai 45' ai 55'.

Infero-caudalmente il setto riposa sulla spina nasale inferiore (mascella-premaxilla) dietro la quale creste e ali premaxillari, creste mascellari e palatine formano il setto osseo inferiore. Antero-superiormente a questo, si trova la cartilagine quadrangolare che è contenuta in una loggia o spazio settale, rivestita di pericondrio. La cartilagine del setto posteriormente si articola con il vomere e la lamina perpendicolare. La lamina perpendicolare dovrebbe teoricamente avere una direzione sagittale-mediana, ma è sovente deformata da deviazioni a grande raggio di curvatura. In rari casi la porzione superiore della lamina perpendicolare è pneumatizzata dal setto frontale. Superiormente la spina frontale e i processi delle ossa nasali formano il setto cefalico completando la sua continuità con il dorso nasale.

Il setto nasale rappresenta l'elemento comune alle cavità e alla piramide nasale. Anatomicamente, svolge un ruolo essenziale nell'architettura della piramide esterna: la porzione ossea funge da supporto alle ossa nasali, mentre il setto cartilagineo costituisce il dorso nasale cartilagineo. Le componenti osteo-cartilaginee del setto anteriore contribuiscono significativamene all'architettura dell'area valvolare nasale. Una direzione obliqua della spina nasale inferiore, della premaxilla o della porzione anteriore del vomere alterano la configurazione di ciascuna area valvolare nasale. Una riduzione in altezza del margine caudale della cartilagine settale, in corrispondenza della zona di supporto che si estende dalla premaxilla al dorso, determina una riduzione di diametro dell'*os internum*, che a sua volta causa abbassamento della giunzione setto-triangolare.

Le pareti laterali del naso contengono tre paia di piccole ossa a forma di conchiglia: i **cornetti nasali** (conchae nasali) o **turbinati** superiori, medi e inferiori. Il turbinato nasale inferiore delimita all'interno delle coane nasali il meato superiore (in collaborazione con la conca nasale media) e il meato inferiore, spazio fra la conca stessa e la parte orizzontale della mascella (processo palatino) e la lamina orizzontale del palatino, continuazione dell'omonimo processo.

3.3 Anatomia funzionale

Il pattern delle normali correnti aeree è determinato fondamentalmente dalla forma e dal volume delle cavità nasali. Pertanto, alterazioni della forma e del volume, isolate o associate, del naso interno determinano una perturbazione dell'aerodinamica nasale, che si manifesta principalmente con disturbi ostruttivi. Il volume endonasale è uno spazio tridimensionale dinamico in continua modificazione influenzato com'è da fattori ambientali, ormonali, nervosi e dipendenti dall'età. Il naso agisce pertanto come un resistore variabile al flusso aereo, la resistenza al quale è costituita da una componente costante e da componenti variabili. La componente costante è rappresentata dalla struttura osteo-cartilaginea delle cavità nasali. La componente variabile è invece duplice, di natura Pascolare (grado di riempimento del plesso Pascolare sottomucoso) e muscolare (attività dei muscoli dilatatori).

Il volume endonasale può essere suddiviso in sei parti:

- volume vestibolare (o area I di Cottle);
- volume valvolare (o area II di Cottle);
- volume dell'attico (o area III di Cottle);
- volume della porzione anteriore dei turbinati (o area IV di Cottle);
- volume dell'area posteriore dei turbinati (o area V di Cottle);
- apertura coanale e rinofaringe.

Il setto nasale rappresenta la parete mediale dei volumi endonasali. Tali volumi possono essere modificati da procedure chirurgiche attuate a scopo funzionale e/o estetico sulle pareti di delimitazione. Le principali componenti resistive nasali *(baffies)* sono localizzate nei primi 3.5 centimetri della via aerea nasale, essendo i segmenti vestibolare e valvolare delle cavità nasali. Tali *baffies* sono rappresentati dal piede della columella, dal bombé vestibolare prodotto dal margine latero-caudale della *crus* laterale, dal *cul-de-sac* superiore, dalla relazione cartilagini triangolari-setto, dal pavimento dell'apertura piriforme, e dalla testa del turbinato inferiore.

3.4 Istologia

Da un punto di vista istologico, le pareti delle cavità nasali sono costituite da 14 differenti tipi di tessuto ciascuno con differente potenziale di guarigione:

- cute;
- sottocutaneo;
- tessuto adiposo;
- tessuti connettivali;
- nervi;
- vasi arteriosi e venosi;
- cartilagine ialina del setto. Il suo comportamento biomeccanico dipende dalle proprietà e dalla distribuzione dei principali componenti: fibre collagene, fibre elastiche, condrociti, unità di proteoglicano, acido ialuronico e acqua. Queste componenti hanno un'interazione complessa, che è alla base di un sistema bilanciato di forze *(internal interlocked stress system),* la cui risultante è zero: gli strati esterni mantengono gli strati interni sotto tensione e questa disposizione fornisce alla cartilagine la peculiare elasticità;
- pericondrio;
- sottomucosa;
- osso;
- periostio;
- mucosa respiratoria (epitelio ciliato e ghiandole annesse);
- giunzione muco-cutanea alla narice interna (soggetta ad una potenziale contrazione concentrica con stenosi);
- fascia dell'articolazione condro-ossea del setto.

l processo di guarigione dei tessuti dipende da estensione e profondità del trauma. I tessuti a rapido potenziale di guarigione (cute, sottocutaneo, connettivo, muscolo e mucosa) guariscono dando luogo a quantità variabili di tessuto connettivo cicatriziale, che esercita una disuguale ma costante trazione che distorce i tessuti a lento potenziale di guarigione (cartilagine e osso).

3.5 Funzionalità nasale

Abbiamo visto quanto sia importante la funzione nasale che il più delle volte viene diminuita proprio a causa di un'alterata conformazione anatomica del naso. In particolare, la corretta funzione respiratoria nasale dipende dalla morfologia di almeno tre strutture anatomiche del naso:

- setto nasale;
- valvola nasale;
- turbinati inferiori.

A queste tre strutture anatomiche dobbiamo aggiungerne una quarta che entra in gioco molto più di rado e che riguarda la salute delle cavità in contiguità e continuità con il naso:

- seni paranasali.

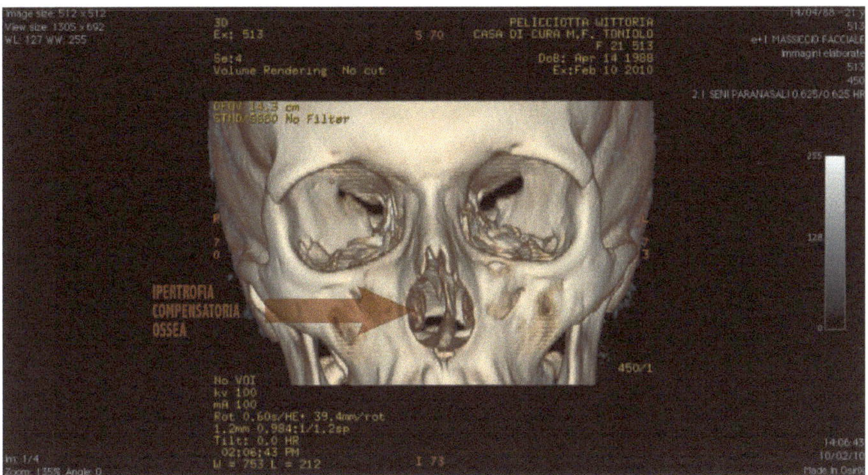

Fig. 3.3 Imaging del massiccio facciale con i seni paranasali: ipertrofia compensatoria ossea

Quando la mucosa che riveste queste cavità si infiamma, si parla di *sinusiti* (mascellari, frontali, ecc) per evitare le quali è importante che il setto cartilagineo (la parte più prominente) e quello osseo (più posteriore) siano il più possibile in asse. Le deviazioni del setto nasale, oltre a provocare un restringimento di una delle due fosse nasali (coane), conducono alla cosiddetta *ipertrofia compensatoria del turbinato inferiore* della parte opposta a quella deviata (Fig. 3.3).

Tale meccanismo di compensazione ha l'obiettivo di rallentare l'aria che entra troppo velocemente, risultando così troppo fredda dalla parte diventata più ampia. Il risultato paradossale di questo meccanismo di compenso è l'ulteriore peggioramento della respirazione, soprattutto di notte quando il turbinato inferiore ipertrofico si riempie maggiormente di sangue ostruendo la coana interessata.

La *valvola nasale* è, invece, una delicata componente anatomica che quando si usa il cerottino nasale viene dilatata attraverso il sollevamento della pelle in corrispondenza delle cartilagini laterali o triangolari del naso che rappresentano la parte intermedia del naso.

Ai fini chirurgici, pertanto, il naso può essere così grossolanamente suddiviso in tre parti: quella superiore, rappresentata dalle *ossa nasali,* quella intermedia dalle *cartilagini laterali o triangolari* e quella inferiore dalle *cartilagini alari* che modellano e sostengono la punta del naso.

I turbinati inferiori 4

Le **cavità nasali** sono completamente ricoperte da una mucosa tenacemente adesa al periostio e al pericondrio dello scheletro osteocartilagineo sottostante.

Due sono i tipi di mucosa distinguibili:

- **mucosa respiratoria**, rosea e umida, che ricopre la maggior parte della superficie. Si tratta di un epitelio cilindrico pseudostratificato, con ciglia che si muovono generando una corrente diretta verso il rinofaringe; frammiste si trovano ghiandole caliciformi mucipare, produttrici del muco che riveste a scopo protettivo la mucosa nasale; nella lamina propria si trovano ghiandole a secrezione mista sierosa-mucosa. Più profondamente è localizzato il tessuto cavernoso della mucosa nasale, costituito da grosse vene fortemente dilatate.
- **mucosa olfattiva**, liscia e di colore giallastro, che ricopre la regione olfattiva, delimitata dal turbinato superiore, meato superiore e parte della fessura olfattoria, tra setto e margine libero del turbinato medio. L'epitelio di tale mucosa è costituito da tre tipi diversi di cellule:
  - *cellule olfattive di Schultze,* veri e propri neuroni dotati di un prolungamento prossimale neuritico che afferisce al primo nervo cranico, e un prolungamento distale dendritico da cui si dipartono piccolissimi rami che affiorano alla superficie della mucosa
  - *cellule di sostegno,* cilindriche e molto alte a stretto contatto tra loro
  - *cellule basali,* a contatto con la membrana basale, di rimpiazzo alle cellule di sostegno, che sono dotate del caratteristico pigmento giallo. Nella tonaca propria si trovano le ghiandole olfattive di Bowmann, a secrezione sierosa.

In questo contesto si trovano i turbinati inferiori, strutture dinamiche che hanno il compito di deviare il flusso aereo nasale e creare un primo fronte di resistenza, per dare modo alla rete sanguigna che li irrora di "climatizzare" l'aria proveniente dall'esterno prima di entrare nei polmoni (Fig. 4.1a-b).

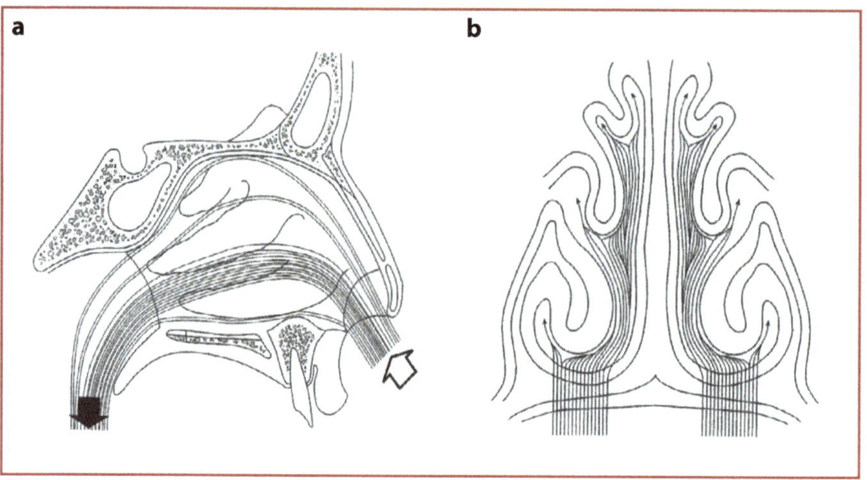

Fig. 4.1 Traiettoria del flusso aereo inspiratorio dentro le fosse nasali in proiezione sagittale (a) e frontale (b).

Si tratta di strutture piuttosto voluminose (4-7 cm di lunghezza per circa 2 cm di larghezza), localizzate nell'area critica della valvola nasale in prossimità del setto nella sua porzione intermedia, costituite essenzialmente da tessuto osseo trabecolare, irrorato da una fitta rete capillare sanguigna, e ricoperte da tessuto mucocavernoso.

L'esame del naso mediante rinoscopia anteriore è in grado di mettere in evidenza dimensioni, morfologia e colore dei turbinati inferiori, oltre alle caratteristiche fisiopatologiche della mucosa nasale e della secrezione mucosa. La somministrazione di un vasocostrittore (per esempio ossimetazolina idrocloruro) e di un anestetico (tetracaina) sottoforma di spray aiutano a capire se l'ostruzione nasale è provocata da una semplice congestione della mucosa o se, invece, dipende da un'alterazione anatomica come un'ipertrofia del trabecolato osseo sottostante.

In definitiva, l'indicazione al trattamento chirurgico dei turbinati inferiori è consigliata sia nei pazienti con ipetrofia unilaterale compensatoria associata a deviazione del setto nasale sia nei pazienti con ipertrofia bilaterale cronica.

L iter diagnostico 5

Il primo e più importante passaggio in medicina e chirurgia è quello della diagnosi: nel nostro caso la diagnosi sarà funzionale-estetica. Da anni ritengo indispensabile l'esecuzione di una tomografia computerizzata (TC) dei seni paranasali prima di un eventuale intervento chirurgico nasale (Box 5.1) (Fig. 5.1).

L'esecuzione di una TC, anche solo per motivi estetici, è necessaria per i seguenti motivi:

- nell'80% delle persone che soffrono di disturbi respiratori un buon 30%

Box 5.1 Cosa ci mostra la TAC

1. Il setto in tutte le sue parti
2. I turbinati inferiori con eventuali ipertrofie delle loro parti
3. I turbinati medi con eventuali alterazioni polipoidi o conche bullose
4. I seni mascellari con eventuali alterazioni della mucosa, sinusiti e poliposi
5. Gli ostii meatali, che sono i fori di comunicazione fra naso e seni mascellari. In caso di gravi forme sinusitiche o di poliposi si occludono innescando patologie sempre più gravi
6. I seni etmoidali e sfenoidali spesso anche loro interessati da processi flogistici
7. Malformazioni ed anomalie congenite
8. Processi espansivi tumorali.

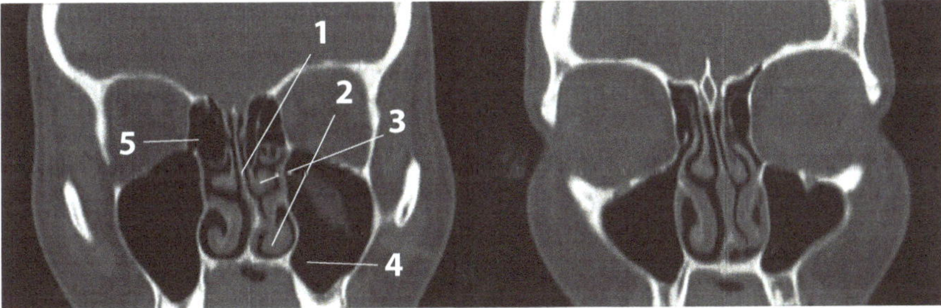

Fig. 5.1 TC dei seni paranasali: sezione frontale. 1 setto nasale; 2 turbinati inferiori; 3 turbinati medi; 4 seni mascellari; 5 ostii meatali

non lo sa e non lo percepisce essendo le alterazioni anatomiche interne presenti fin dalla più tenera età e pertanto la memoria respiratoria non ha subito cambiamenti peggiorativi

- dopo un intervento estetico di rinoplastica riduttiva possono venire a galla problematiche prima celate. È pertanto obbligo del chirurgo fare di tutto perché ciò non avvenga
- una normale radiografia del cranio non dà informazioni poiché pone su un unico piano una quantità enorme di strutture anatomiche contenute caudo-cranialmente fra la punta del naso e le orecchie. È questa infatti l'estensione reale del naso e dei seni paranasali. Va ricordato che il naso comunica con le orecchie (tube di Eustachio), con gli occhi (dotti nasolacrimali) e con le cavità dei seni mascellari, frontali, etmoidali e sfenoidali. Per tali ragioni si dimostra fondamentale una TC in grado di discriminare in successive sezioni tutte le strutture anatomiche presenti in questo contesto.

Per il chirurgo, oltre lo studio dettagliato dell'estensione della patologia che richiede un intervento, sono di fondamentale importanza alcune struttu-

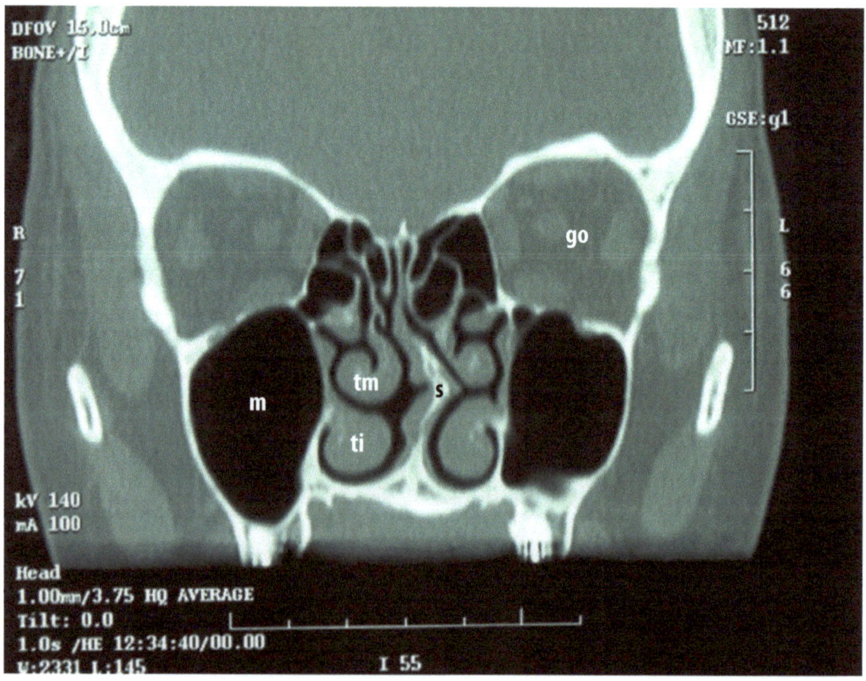

Fig. 5.2 TC coronale dei seni paranasali che evidenzia la concha bullosa dx: deformazione del turbinato medio di destra associata a deviazione del setto, spostato dall'abnorme sviluppo dei turbinati controlasterali verso il lato opposto. *go*, bulbo oculare; *m*, seno mascellare; *s*, setto nasale; *tm*, turbinato medio; *ti*, turbinato inferiore

re che la TC correttamente eseguita permette di identificare con precisione. In particolare:

- la presenza di anomalie anatomiche come la **concha bullosa** del turbinato medio o il **turbinato paradosso**;
- il **processo uncinato**, guida per l'ostio del seno mascellare in basso e per l'infundibulo del seno frontale in alto;
- la posizione dell'**arteria etmoidale anteriore** che attraversa il tetto etmoidale con numerose varianti anatomiche e che deve essere conservata per evitare emorragie ed ematomi dell'orbita;
- la presenza di cellule anomale come la **cellula di Haller** e quella **di Onodi**;
- la parete mediale dell'orbita, la **lamina papiracea** che data la sua delicatezza può essere erosa dalla patologia esponendo la capsula fibrosa dell'orbita che deve essere conservata;
- lo spessore e la posizione del **tetto etmoidale**;
- l'anatomia dello **sfenoide** ed i suoi rapporti con l'**arteria carotide interna** ed il **nervo ottico**.

Come si è arrivati alla MIT

6

Che nel 2010 i turbinati inferiori, organo fondamentale per la respirazione e la salute che ne deriva, vengano trattati spesso isolatamente e quasi sempre con causticazioni vuoi col laser, vuoi con la elettrocauterizzazione o con le più moderne radiofrequenze, rappresenta non solo un non senso ma anche un problema etico e deontologico nei riguardi dei pazienti!

Già nel 1951 House pubblicava sulla rivista *Laryngoscope,* un lavoro fondamentale riguardo la necessità di valutare sempre non solo la dimensione esterna del turbinato inferiore ma anche l'eventuale ipertrofia del cornetto osseo inferiore.

La parte ossea, infatti, come già ho avuto occasione di descrivere al XIV Corso internazionale di Chirurgia plastica ed estetica presso la Clinica Planas di Barcellona nel giugno 2004, si ipertrofizza per vari motivi. Il primo è rappresentato dalla particolare conformazione dell'osso del cornetto inferiore estremamente trabecolato per far posto alle lacune vascolari. Esso viene posto sotto trazione centrifuga dalla ingravescente ipertrofia dei tessuti molli mucocavernosi, aumentando a sua volta di volume.

Si tratta in sostanza di una spinta osteogenetica meccanica creata da una vera e propria osteodistrazione favorita dall'aumento della vascolarizzazione. Ciò comporta non solo una maggiore ossigenazione ma anche l'arrivo di più sostanze nutritive che aumentano le dimensioni del cornetto fino, a volte, a lambire il setto (conflitti turbino-settali). La semplice lussazione *(out fracture)* del cornetto non può fornire sufficienti garanzie di risultato, in quanto non contribuisce ad ottenere una diminuzione volumetrica dell'osso, ma anzi – quale esito del trauma lussatorio – può condurre ad un'ulteriore proliferazione osteofibrosa in grado di invalidare il trattamento. Da ciò deriva la necessità di trattare sempre la componente ossea del turbinato inferiore. Questo è il primo motivo per il quale tutte le tecniche che vengono definite "calde" (laser, elettrocauterizzazione e radiofrequenze) sono da proscrivere tassativamente. L'assurdità di utilizzare tali tecniche è ancora più evidente se ci rifacciamo alle esperienze di dentisti parodontologi, proctologi e oculisti. Infatti, da oltre vent'anni le ipertrofie mucogengivali non vengono più trattate con le tecniche calde responsabili del 100% di recidive. Lo stesso vale in campo oculistico quando è necessario incidere la mucosa congiuntivale.

Da queste ovvie considerazioni deriva la necessità di trattare le ipertrofie dei turbinati inferiori in modo più scientifico e coerente. Di fronte all'ipertrofia di tutti e tre i comparti anatomici (cornetto osseo inferiore, tessuto cavernoso erettile e mucosa di rivestimento) l'approccio più corretto sarà quello di ridurre le dimensioni di tutti e tre questi comparti in maniera equilibrata ed uniforme, ripristinando i rapporti anatomici fisiologici.

Si pensi, a questo proposito, all'approccio moderno della chirurgia nella riduzione della mammella ipertrofica (gigantomastia). Come i turbinati inferiori, anche la mammella è formata da tre comparti anatomici: la ghiandola, il tessuto adiposo e il mantello cutaneo. A nessun chirurgo plastico verrà mai in mente di inserire un ago collegato ad un elettrobisturi nello spessore della mammella e di elettrofolgorarla, e neppure di utilizzare il laser per ottenere una riduzione di volume.

È sempre stato chiaro, in questo caso, che l'approccio avrebbe dovuto essere diverso. Perché, allora, per intervenire sui turbinati si opera diversamente?

I motivi sono molteplici. Il primo, quello più ovvio, è determinato dalla

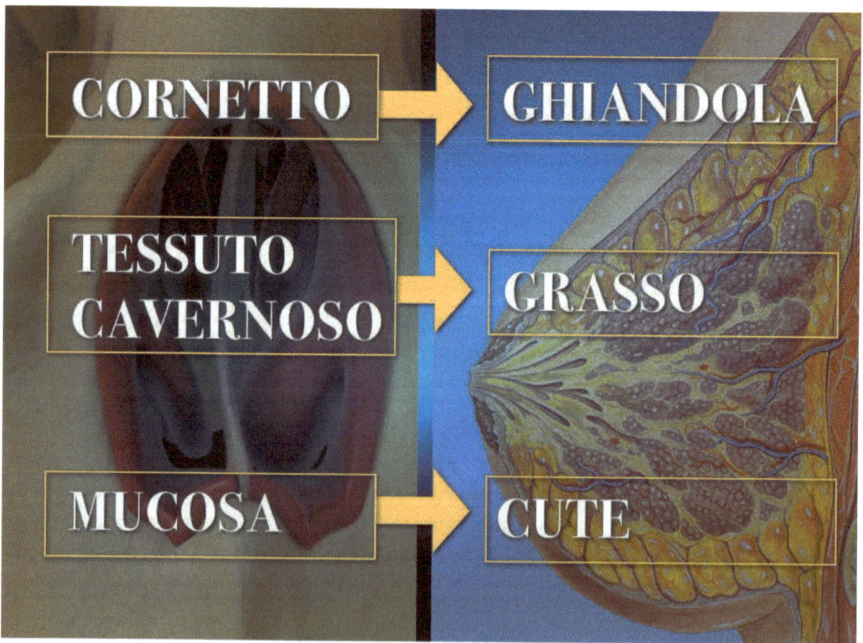

Fig. 6.1 Struttura anatomica dei turbinati nasali e della mammella

posizione anatomica dei turbinati inferiori e dalla difficoltà di poterli correggere in modo completo. Il secondo motivo è costituito dalla consuetudine e dal fatto che l'industria ha messo a disposizione del chirurgo apparecchiature tecnologiche decisamente facili da usare. Il motivo più grave è, però, la mancanza di stimoli all'innovazione e al benessere dei pazienti.

Un altro aspetto fondamentale è l'esecuzione di trattamenti medico-chirurgici in assenza di una diagnosi corretta. Troppo spesso giungono all'osservazione pazienti più volte operati ai turbinati inferiori con tecniche calde, testimoni loro malgrado di inevitabili recidive, che presentano gravi deviazioni del setto nasale, rinosinusiti, riduzione dell'ampiezza dei complessi ostio-meatali, ecc, che come sappiamo sono la causa principale dell'ipertrofia stessa.

Fondamentale, prima di qualsiasi intervento al naso, è l'esecuzione preliminare di una TC dei seni paranasali, attraverso cui valutare correttamente tutte le strutture anatomiche che condizionano una buona respirazione. Se i turbinati inferiori denotano segni inequivocabili di ipertrofia, ciò non avviene quasi mai casualmente, ma dipende da un'alterazione dei flussi aerei mono o bilaterali. In questo caso sono proprio le deviazioni settali a rappresentare la prima causa della cosiddetta "ipertrofia compensatoria" di uno o di entrambi i turbinati inferiori. Questo è il meccanismo iniziale attraverso il quale la natura cerca di limitare l'eccesso di aria fredda che passa dalla coana rimasta più libera per la deviazione del setto (parte concava).

Esistono poi condizioni di insufficienza valvolare mono o bilaterali che seguono, in genere, traumi o interventi chirurgici incongrui e che pure alterano i flussi aerei provocando un'ipertrofia compensatoria attraverso lo stesso meccanismo fisiopatologico. Una diagnosi completa permetterà di non commettere più l'errore di non essere parziali nel trattamento chirurgico. Da queste considerazioni non è nata solo la turbinoplastica inferiore modificata (MIT), ma anche la rinoplastica globale che rappresenta un metodo logico per affrontare in un unico intervento chirurgico tutte le complesse situazioni e i disturbi che spesso affliggono il naso e ne limitano la funzione aprendo il varco a nuove patologie a carico dell'albero respiratorio (gola, bronchi e polmoni) e del miocardio.

Ricapitolando, si dovrà sempre eseguire preliminarmente una TC dei seni paranasali senza mezzo di contrasto e adottare un approccio chirurgico in grado di rimodellare i turbinati inferiori, così come avviene per una mammel la ipertrofica. Per ottenere un accesso adeguato è necessario utilizzare un "approccio aperto", ovvero la metodologia più adeguata per poter non solo eseguire la MIT, ma come si vedrà successivamente anche per effettuare settoplastiche meticolose, per ampliare gli ostii meatali e correggere con meticolosità e prevedibilità del risultato qualunque parte anatomica del naso alterata.

La nuova turbinoplastica inferiore modificata

7

Per chi si occupa di chirurgia nasale in generale, l'ipertrofia dei turbinati inferiori, ha sempre rappresentato un grande problema.

Già nel 1952 il chirurgo americano House poneva l'attenzione nel fatto che l'ipertrofia del turbinato inferiore era quasi sempre accompagnata dall'aumento delle dimensioni del cornetto inferiore osseo. Gottarelli ha attribuito questo aumento di dimensioni a due fattori; il primo riguardante gli aumentati processi metabolici a carico delle parti molli ipertrofiche dovute ad un aumentato flusso ematico e relativa angiogenesi. Il secondo legato a fattori meccanici di osteodistrazione essendo infatti l'osso del cornetto inferiore, un osso molto elastico, trabecolato ed anche naturalmente vascolarizzato, la "migrazione" delle pareti molli verso la parete settale, crea una sorta di trazione per l'osso che tende ad allungarsi e ad ingrandirsi.

Ne deriva che, per ottenere una buona correzione dei turbinati inferiori ipertrofici, è necessario intervenire anche sul cornetto osseo.

Da tutti i chirurghi è infatti riconosciuta la superiorità della turbinoplastica rispetto alle più semplici turbinotomie ed a tutte le più semplici manovre volte a ridurre con gli strumenti più svariati le sole componenti molli attraverso l'applicazione di calore diretto od attraverso fototermolisi laser.

Tutte queste semplici e rapide metodiche mostrano però la corda alquanto precocemente, fra i sei e i dodici mesi, e talvolta anche prima!

Questo avviene perché un tessuto mucoso resecato o comunque trattato mediante stimolo termico, risponde già nel medio periodo con una iperplasia secondaria. In parodontologia, che è una branca dell'odontoiatria che si occupa delle cure dell'apparato di sostegno del dente e quindi soprattutto della salute delle gengive, da anni è stato abbandonato l'uso delle radiofrequenze e dell'elettrobisturi nel rimodellamento gengivale. Questo è avvenuto proprio perché la recidiva della ipertrofia gengivale era la regola. In parodontologia pertanto si è tornati ad interventi correttivi mediante taglio freddo con lama da bisturi.

Il primo chirurgo che ha combinato queste esigenze, è stato Cottle che ha proposto un tipo di decompressione del turbinato inferiore nella sua componente ossea e cavernosa (il tessuto che sta tra la mucosa esterna e l'osso), mediante un'incisione verticale sulla testa del turbinato.

Gottarelli nel 1997, ha ampliato ulteriormente le potenzialità di questa tecnica, proponendo un'incisione longitudinale dalla testa alla coda del turbinato inferiore, cui fa seguito la decompressione osteocavernosa con riduzione pure della mucosa espansa.

La nuova metodica, alla quale è stato dato il nome di MIT (*Modified Inferior Turbinoplasty*), viene poi conclusa con una totale ricostruzione mediante sutura dei lembi in materiale riassorbibile.

La metodica consta di sette distinti passaggi chirurgici della durata complessiva di circa sette minuti. La grande svolta è rappresentata dal fatto che grazie alla precisione dell'intervento è stata pressocchè abolita la formazione di sinechie cicatriziali (parti cicatriziali tra la parete del setto ed il turbinato) stenosanti le coane, ed è stato ridotto quasi a zero il rischio di emorragie nonostante l'abolizione dei tamponamenti endonasali.

Alla creazione della MIT di Gottarelli ha contribuito moltissimo l'approccio aperto secondo Tebbetts, introdotto per primo in Italia proprio dallo stesso Gottarelli.

Fra le tante potenzialità che dà l'approccio aperto,vi è infatti anche quello di un controllo preciso delle strutture anatomiche profonde, quali è il turbinato inferiore. La MIT è comunque attuabile anche in approccio chirurgico chiuso ma si tratta di un esercizio di equilibrio che non è consigliabile.

Box 7.1 Anatomia dell'intervento

Il turbinato inferiore è composto di tre parti alla pari di un frutto:

• cornetto osseo	nocciolo
• tessuto cavernoso	polpa
• mucosa	buccia

Per questo è indispensabile ridurre tutte le componenti anatomiche, come prevede la turbinoplastica inferiore modificata (MIT).

MIT: 7 mosse in 7 minuti

- **Infiltrazione**
  Con una siringa Carpule® si iniettano sostanze anestetiche a livello locale (come fa il dentista prima di un'estrazione).
  Durata: 15 secondi

- **Incisione**
  Il chirurgo incide il turbinato con un taglio longitudinale.
  Durata: dai 15 ai 30 secondi.

- **Sollevamento dei lembi**
  Il turbinato viene "aperto" attraverso il sollevamento dei lembi dell'incisione. La sua parte ossea viene così messa a nudo.
  Durata: 2 minuti.

- **Riduzione dell'ipertrofia ossea**
  La parte ossea del turbinato viene limata.: se ne riducono le dimensioni e si corregge l'ipertrofia.
  Durata: 2 minuti.

- **Riduzione dell'ipertrofia del tessuto cavernoso**
  Attraverso l'incisione si riducono anche le dimensioni dei tessuti cavernosi e spugnosi che ricoprono la parte ossea del turbinato, che alla fine viene "ridimensionato".
  Durata: 1 minuto.

- **Lavaggio**
  Serve a detergere la zona operata.
  Durata: 15 secondi.

- **Sutura**
  L'incisione viene riparata con un filo chirurgico delle dimensioni di un capello: la sutura è ermetica e continua, il filo è in acido polilattico (costituito cioè da carboidrati) ed è riassorbibile.
  Durata: 2 minuti.

Dopo l'intervento

Per 5-7 giorni non bisogna soffiarsi il naso. È necessario, invece, eseguire lavaggi accurati con acqua di mare o acqua termale salina (3-4 volte al giorno). Nel breve giro di un mese le condizioni si normalizzano.

8 Il naso torto post-traumatico

Il trattamento del naso post-traumatico è estremamente delicato e richiede un armamentario tecnico professionale notevolissimo. La prima falsa affermazione da sfatare è quella che la parte chirurgica funzionale vada separata da quella estetica. Niente di più falso. La chirurgia funzionale non può mai essere separata dalla chirurgia estetica e parlare di estetica non è appropriato, perché è più giusto parlare di forma o meglio di "eumorfia" che significa normalità e naturalezza di forme.

Il trattamento chirurgico è complesso perché ci troviamo di fronte alla alterazione e dislocazione di gran parte delle parti anatomiche che compongono il naso esterno ed interno. La piramide nasale è spesso deviata da una parte e la punta dall'altra, la linea del dorso presenta un andamento scoliotico, le cartilagini laterali da una parte sono collassate e così pure le cartilagini della punta. La dislocazione e lussazione della parte più prominente del setto cartilagineo (setto candela), crea il collasso della punta ed una apertura narinale risulterà molto più ristretta dell'altra. All'interno delle coane attraverso la rinoscopia anteriore o un più approfondito esame endoscopico troveremo il setto nasale cartilagineo ed osseo deviati in uno o più punti ed immancabile sarà poi l'ipertrofia di uno solo dei due turbinati se il trauma è recente o di tutti e due per i casi inveterati. Tanti di questi pazienti diventano schiavi e dipendenti dall'applicazione di spray vasocostrittori che sono l'unica arma per "sgonfiare" i turbinati infarciti di sangue e fare passare un po' di aria.

Utilizzando la rinoplastica globale di Gottarelli questo intervento senz'altro difficile è stato portato a livelli di grande prevedibilità di risultato, senza dolore postoperatorio, senza l'applicazione di tamponi, con un ricovero brevissimo e in tutta sicurezza. La rinoplastica globale per la sua versatilità e per la forza che presenta grazie al largo uso di autoinnesti cartilaginei che vanno a rinforzare il naso dove è deviato e più debole rappresenta quanto di meglio oggi si possa fare per curare il naso. Anche la medicazione postoperatoria con i cerottini sul dorso coperti da una piccola doccetta di materiale plastico viene mantenuta per gli stessi sette giorni di una normale rinoplastica e questo ancora grazie a piccoli dispositivi cartilaginei di sostegno e di guida che impediscono alla cartilagine di ritornare alla pregressa deviazione (memoria elastica del setto).

Verrà poi eseguita la turbinoplastica inferiore modificata (MIT), la regolarizzazione e la centralizzazione della piramide. Quest'ultima manovra è pure eseguita nel modo meno traumatico, più conservativo e rispettoso dell'anatomia: se le ossa nasali sono fuori asse, per raddrizzarle dovranno essere mobilizzate, ma non troppo, per il rischio di restringere essessivamente il dorso del naso. Tutto questo si può ottenere usando la metodica appresa, nel 1986, da Fernando Ortiz Monasterio.

Si tratta della tecnica percutanea di frattura a legno verde utilizzando micro osteotomi da 2 mm che ci permette di ottenere quanto richiesto senza cicatrici e senza il traumatismo creato dai normali osteotomi da 4 mm. Le fratture complete delle ossa nasali sono meno precise e controllabili a causa di un eccesso di mobilizzazione ossea. Le micro-osteotomie a legno verde sono, infatti, microfratture incomplete che limitano il trauma e danno immediata stabilità.

Vediamo, a questo punto, come si succedono le varie fasi della MIT con il supporto dell'imaging iconografico più avanzato.

La MIT step-by-step 9

Anatomia	30
Patologia	42
Obiettivi della MIT	50
Chirurgia correttiva	52
Fase 1: Infiltrazione	54
Fase 2: Incisione	56
Fase 3: Scollamento	58
Fase 4: Decompressione ossea	60
Fase 5: Decompressione mucocavernosa	66
Fase 6: Lavaggio	70
Fase 7: Sutura	72

I testi inclusi in questa sezione illustrano e commentano le figure a fronte.

Il naso è formato da due fosse nasali separate sul piano sagittale dal setto, con uno scheletro osteocartilagineo rivestito di periostio e pericondrio. Strutturalmente si identificano quattro pareti:

- **parete superiore** o volta, formata dalle ossa nasali, dall'osso frontale e dall'etmoide; attraverso la lamina cribrosa dell'etmoide i fascetti olfattivi originati dal bulbo olfattivo penetrano nel naso;
- **parete inferiore** o pavimento, formata dalla lamina orizzontale dell'osso palatino e dal processo palatino dell'osso mascellare, che separa il naso dal cavo orale;
- **parete mediale** o setto nasale, formata (in direzione antero-posteriore) dalla cartilagine quadrangolare del setto, dalla lamina perpendicolare dell'etmoide, dal vomere e in basso dalle creste nasali del mascellare e del palatino;
- **parete laterale**, costituita dai turbinati superiore e medio, parti dell'etmoide, e turbinabto inferiore; inoltre, sono costituite dal processo frontale del mascellare e dalla lamina verticale del palatino. A volte, in maniera incostante, esiste anche un turbinato supremo del Santorini, al di sopra del turbinato superiore.

Le sporgenze ossee dei **turbinati** decorrono parallele tra loro e formano altrettanti meati comunicanti con le fosse nasali, nei quali si trovano gli orifizi di sbocco dei seni paranasali: nel meato superiore, il più stretto, drenano le cellule etmoidali posteriori; nel meato medio, il più ampio, drenano le cellule etmoidali anteriori, il seno frontale, il seno mascellare; questi orifizi sono localizzati a livello dello iato semilunare, un solco a concavità dorsale delimitato dal processo uncinato anteriormente e dalla bolla etmoidale posteriormente; nel meato inferiore drena il condotto naso-lacrimale.

Il naso si può suddividire in una struttura esterna e una interna. L'equilibrio tra queste due strutture è indispensabile per una buona respirazione. Per questo motivo i turbinati inferiori vanno sempre valutati preliminarmente anche solo in previsione di un intervento di chirurgia estetica.

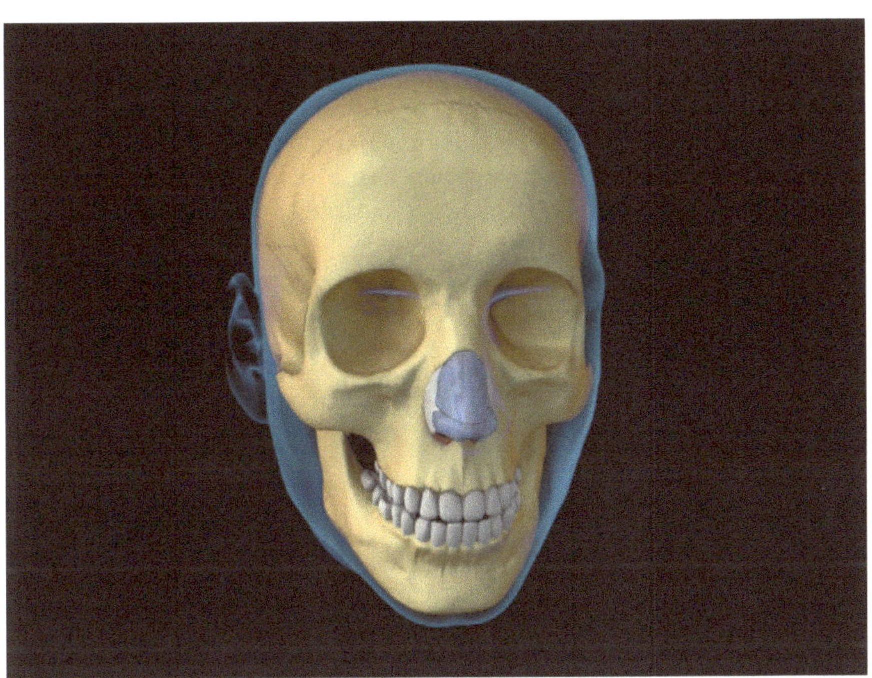

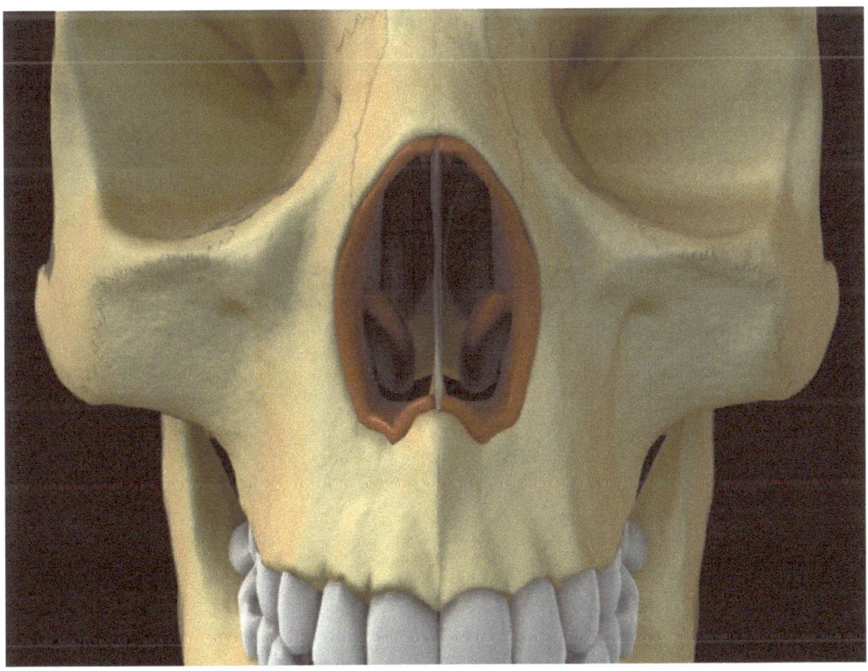

1. Turbinato superiore.
Espansione mediale dell'etmoide, nell'uomo ha uno sviluppo rudimentale, appena rilevabile sotto il rivestimento mucoso. Presenta un decorso pressoché orizzontale e la coda raggiunge il margine superiore della coana. Sulla sua superficie mediale è localizzata parte dell'area olfattiva, che presenta un caratteristico aspetto giallo-brunastro (*locus luteus*).

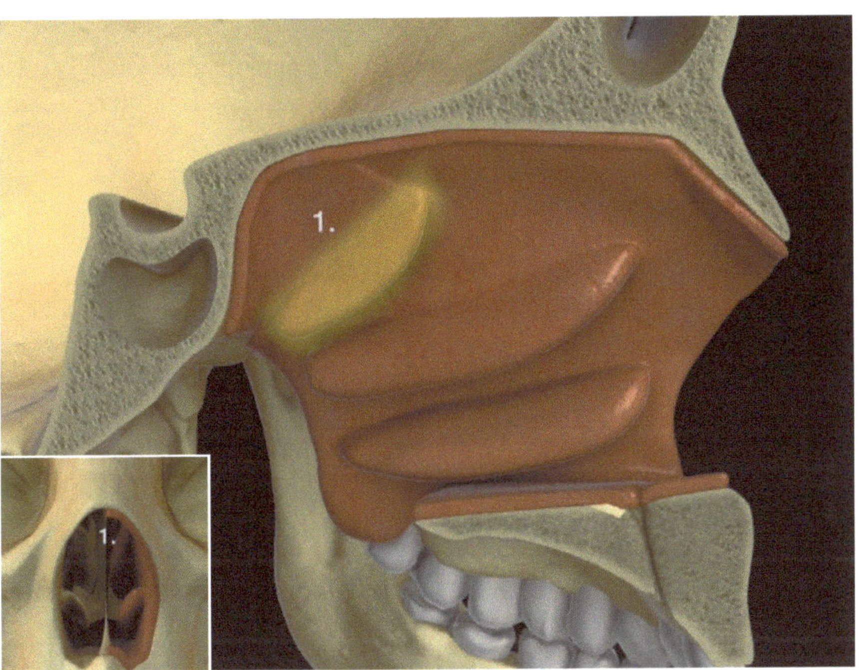
1.
1.

2. Turbinato medio.

È un'apofisi dell'etmoide, di forma triangolare con base anteriore e vertice posteriore. In senso antero-posteriore assume un decorso dapprima obliquo, poi si orizzontalizza.

La **faccia mediale** è convessa, mentre la **faccia laterale** concava occulta alla vista le formazioni del meato medio.

La **lamella mediale,** che si inserisce anteriormente al basicranio, è ricoperta di mucosa olfattiva ed è percorsa da fibre del nervo olfattivo. Nella parte posteriore, invece, il turbinato si ancora lassamente all'etmoide, e solo la sua estremità posteriore è attaccata alla parete laterale del naso.

Col **margine laterale** si inserisce alla branca montante del mascellare superiore.

Il **margine inferiore** è ispessito e avvolto su se stesso tanto da dar luogo al *seno concale* (Zuckerkandl), talora suddiviso in compartimenti da sottili rilievi verticali.

L'estremità anteriore è una sporgenza arrotondata (opercolo), separata dalla parete del naso da una sottile fessura. Dall'estremità anteriore si diparte un piccolo rilievo (*agger nasi*) che si estende in basso e in avanti. La testa può risultare variamente pneumatizzata nel 5-10% degli individui (*concha bullosa*), reperto descritto per la prima volta da Santorinus (1724) e documentato da Zuckerkandl (1893). Più spesso unilaterale, può raggiungere talvolta dimensioni considerevoli (28 mm) fino a toccare il setto o il turbinato inferiore, oppure sfiorare il pavimento della fossa nasale. Nel contesto del turbinato medio è stata evidenziata la presenza di forme cistiche, descritte mirabilmente da Radoievitch et al. (1959). Presenti già nell'embrione (Kikuchi, 1903), ma riscontrate in tutte le età, sono rivestite della stessa mucosa delle cellule etmoidali (Kikuchi, 1903; Harmer, 1903). In rarissimi casi è stato riportato un meningocele (O'Brien, 1931). L'**estremità posteriore** (coda) raggiunge l'angolo supero-laterale della coana a circa 12-14 mm dall' ostio tubarico.

La **concha bullosa** è un'anomalia dello sviluppo del turbinato medio: invece di essere un osso piatto che delimita il meato medio, cioè la zona in cui si aprono i seni paranasali, favorendo l'ingresso dell'aria inspirata, assume una forma globosa e blocca il meato producendo una ostruzione respiratoria nasale che il paziente riferisce alta. Spesso si associano episodi di sinusite ricorrenti per il cattivo funzionamento degli osti di ingresso dei seni paranasali.

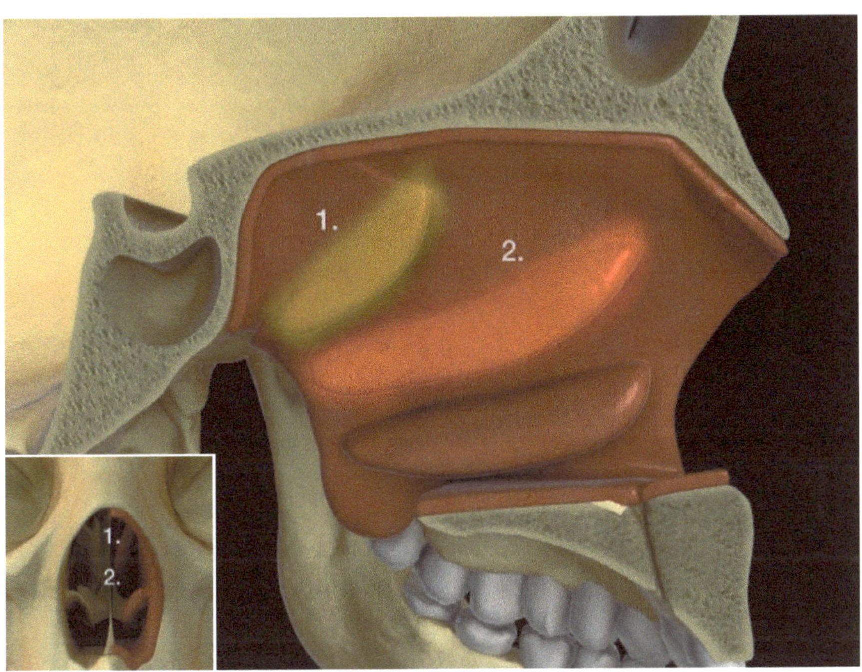
1.
2.
1.
2.

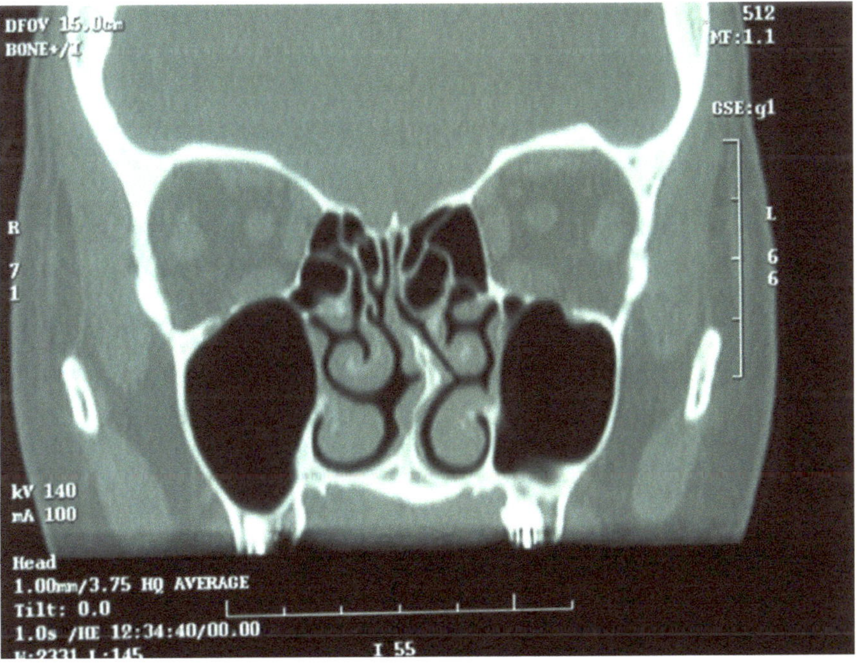
DFOV
512
MF:1.1
GSE:g1
R
7
1
L
6
6
kV 140
mA 100
Head
1.00mm/3.75 HQ AVERAGE
Tilt: 0.0
1.0s /HE 12:34:40/00.00
I 55

3. Turbinato inferiore.

Si tratta di un osso indipendente, pari e simmetrico, sottile, ripiegato su se stesso, allungato sagittalmente, di forma triangolare. Nella porzione anteriore è leggermente obliquo in basso e in avanti, poi decorre quasi orizzontale in prossimità del pavimento della fossa nasale. L'estremità posteriore è invece molto affilata.

Il turbinato inferiore presenta due facce libere, due bordi articolari, un bordo libero, due estremità:

- **Faccia interna o nasale**. Una cresta obliqua in basso e indietro divide questa faccia convessa in due versanti, superiore e inferiore. Dall'orientamento (orizzontale o inclinato) del versante superiore dipende la forma del cornetto e l'ampiezza del meato. Il versante inferiore invece, ha quasi sempre una disposizione sagittale e presenta una superficie tormentata da irregolari creste ossee.
- **Faccia esterna o meatica**. Concava, è meno accidentata della faccia nasale. La conformazione del margine inferiore (libero) ne condiziona la profondità: quando è ripiegato su se stesso si costituiscono degli incavi che diventano sede di ristagno di secrezioni.
- **Bordi articolari (anteriore e postero-superiore)**. Il bordo anteriore si articola con la branca montante del mascellare superiore. Il bordo postero-superiore presenta un decorso obliquo in basso e indietro. Anteriormente si articola con il labbro posteriore della doccia lacrimale, posteriormente con la cresta turbinale posteriore dell'osso palatino. Dal bordo superiore origina il sistema apofisario del turbinato inferiore, distinto in senso antero-posteriore in apofisi lacrimale (la faccia esterna forma, con la doccia lacrimale del mascellare superiore, il canale naso-lacrimale; la faccia interna corrisponde al segmento anteriore del meato medio); apofisi mascellare o auricolare, per la caratteristica forma ad orecchio di cane; apofisi etmoidale, *trait d'union* con il processo uncinato.
- **Bordo libero**. Di considerevole spessore, giunge a ridosso (4-5 mm) del pavimento della cavità nasale.
- **Estremità anteriore (testa)**. Prossima alla cresta piriforme (2-3 mm), si inserisce con il suo margine anteriore alla branca montante del mascellare.
- **Estremità posteriore (coda)**. È collocata a circa 1 cm dall'orifizio tubarico, la cui funzione viene così a essere notevolmente perturbata da fenomeni patologici a carico della coda.

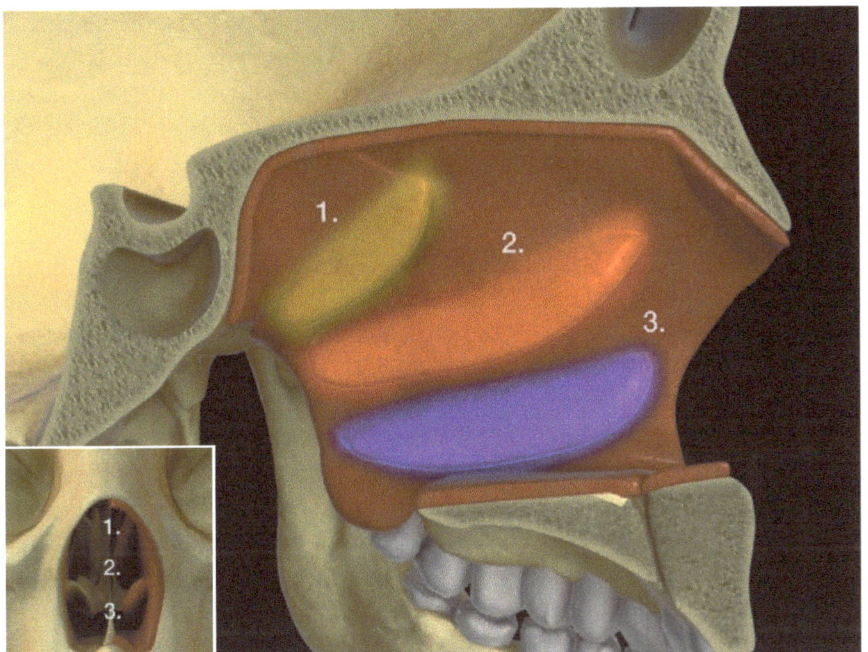
1.
2.
3.
1.
2.
3.

- Meato superiore. Poco sviluppato, è da tenere in considerazione perché nella porzione anteriore vi sboccano gli orifizi delle cellule etmoidali posteriori. La sua parte anteriore racchiude la **fessura olfattiva**, fenditura che si estende superiormente, tra il setto e il turbinato medio, verso la radice del naso. Nella parte posteriore, il meato superiore è ristretto dalla parete anteriore dello **sfenoide.**
- Meato medio. Delimitato superiormente e medialmente dalla faccia interna del cornetto medio e lateralmente dalla parete nasale, costituisce uno spazio fondamentale dal punto di vista clinico e chirurgico. Riceve gli orifizi di drenaggio del seno mascellare, dell'etmoide anteriore e del seno frontale.

  È fondamentale conoscere i rapporti della parete laterale della cavità meatica con le formazioni vicine: in basso, il seno mascellare; nella porzione rimanente, la parete mediale dell'orbita e il sacco lacrimale. Questa parete è abbastanza regolare nelle porzioni anteriore e posteriore, mentre nella parte media è percorsa da due rilievi (processo uncinato e bulla) e da due solchi (solco del processo uncinato e solco della bulla). I due rilievi, diretti indietro e in basso, sono considerati da alcuni autori "turbinati rudimentali", mentre secondo Mouret sono turbinati *éversés et inversés,* nel senso che il loro meato è localizzato in alto e dietro invece di trovarsi in basso e in avanti. In questa ottica, il solco del processo uncinato rappresenta il meato del processo omonimo, mentre il solco della bulla costituisce il meato della bulla stessa.

  Il **processo uncinato (apofisi unciforme)** è una sottile lamella ossea a forma di scimitarra. Aderisce alla parete laterale solo in corrispondenza delle estremità antero-superiore (etmoidale) e postero-inferiore (mascellare). La parte media (corpo) può avere diversa morfologia ed orientamento. L'estremità inferiore incrocia l'area dell'orifizio principale del seno mascellare e invia tre prolungamenti: inferiore, verso il turbinato inferiore; posteriore, verso l'osso palatino; postero-superiore, verso la bulla. Le superfici delimitate da questi prolungamenti possono mancare della parete ossea.

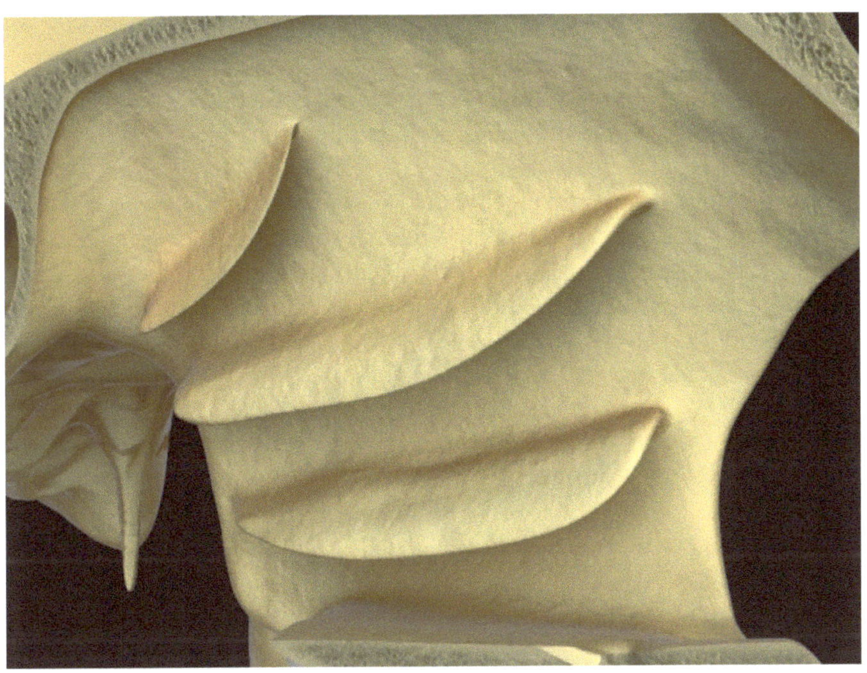

- Meato inferiore. È lo spazio compreso fra la faccia concava (esterna o meatica) del turbinato inferiore e la parete nasale. Quest'ultima è costituita da tre distinte strutture: faccia interna della branca montante del mascellare superiore (terzo anteriore); porzione interna del seno mascellare (terzo medio); osso palatino (terzo posteriore). Nel terzo anteriore si apre il canale nasolacrimale, mentre il confine tra mascellare e palatino è segnato da uno hiatus, costituito da una sottile lamina ossea: l'apofisi auricolare, *locus minoris resistentiae* della parete del seno mascellare. L'ampiezza della cavità meatale varia di molto, a seconda che il turbinato inferiore sia appiattito o bombé.

  In linea di massima, nel primo caso avremo un cornetto lungo, una fossa nasale ristretta, un meato ridotto, un ampio seno mascellare. Nella seconda evenienza, invece, il cornetto è corto, la fossa nasale appare scavata con rilievi molto marcati, il meato è vasto, il seno mascellare di dimensioni ridotte.

  L'aumentata vascolarizzazione dovuta all'ipertrofia mucocavernosa crea una forza (osteodistrazione) in grado di trascinare il cornetto osseo verso il setto, anche grazie ad una accelerata osteogenesi a sua volta facilitata dall'aumento dei processi metabolici.

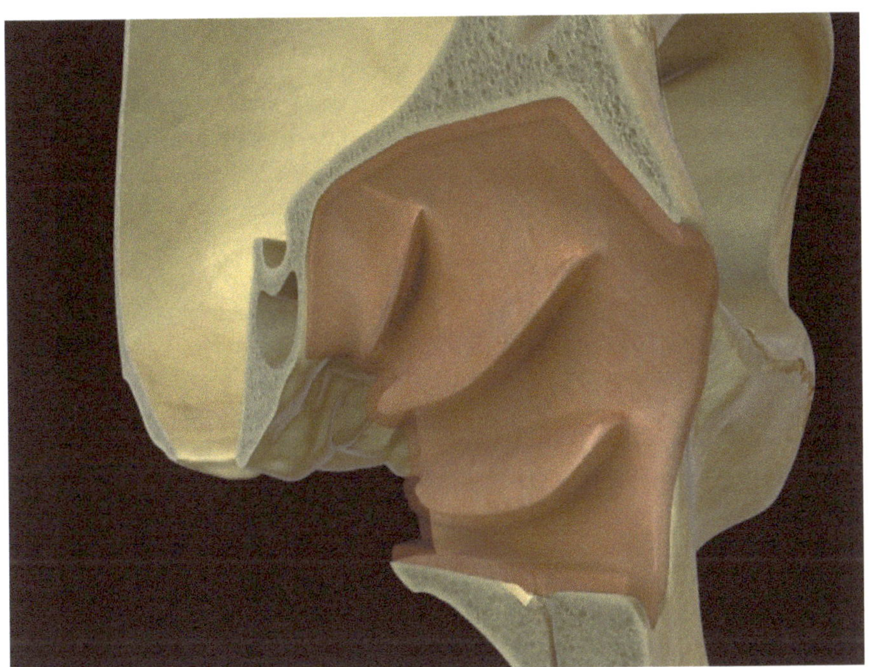

Numerosi sono i fattori responsabili della patologia turbinale: le situazioni patologiche più comuni sono le forme allergiche, vasomotorie, medicamentose e la cosiddetta ipertrofia compensatoria, che si sviluppa gradualmente dal lato opposto a una deviazione settale a scapito del tessuto osseo, vascolare e ghiandolare del naso. L'elemento causale unificante è lo stimolo "irritativo" cronico di natura differente: allergico, nervoso, chimico, termico, meccanico, farmacologico.
Dal punto di vista istopatologico si realizza così una serie di quadri evolutivi ipertrofici-iperplastici di gravità crescente e sempre meno reversibili. L'ipertrofia vera è ancora una risposta fisiologica, caratterizzata da iperattività ghiandolare, dilatazione dei sinusoidi, ipertrofia delle cellule connettivali dello stroma. Questo stadio è caratterizzato dalla capacità di regressione dello stato di turgore dopo applicazione di vasocostrittori locali.
Nella fase successiva (iperplasia) si realizzano alcune alterazioni strutturali che sanciscono l'irreversibilità del quadro patologico: ispessimento dello strato epiteliale, infiltrazione cellulare della tunica propria, neoformazione di vasi sanguigni, proliferazione e degenerazione mixoide dello stroma connettivale, ipertrofia del cornetto osseo soprattutto del turbinato inferiore.

Imaging TC (in basso a sinistra) che mette in evidenza l'ipertrofia del cornetto inferiore destro.

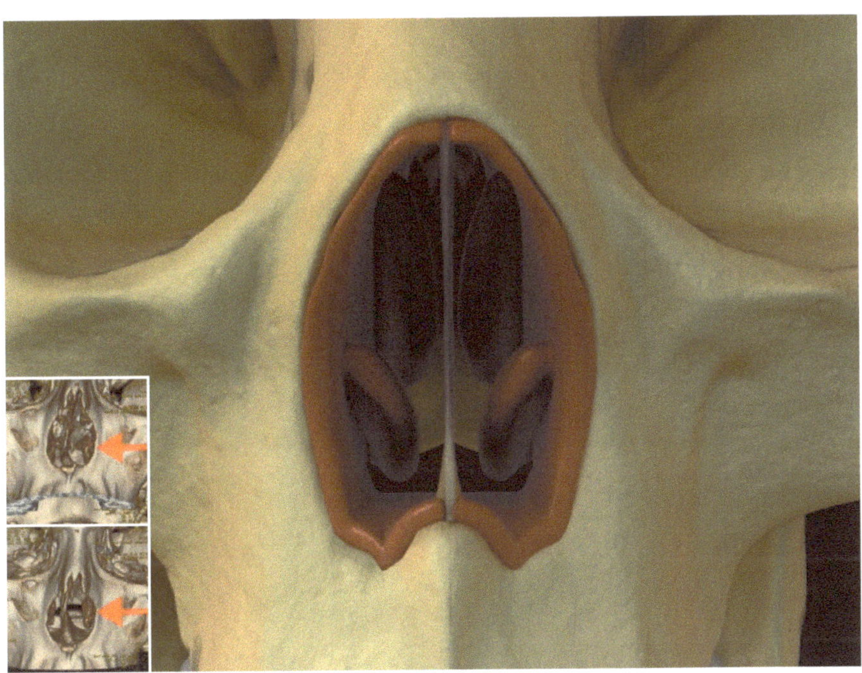

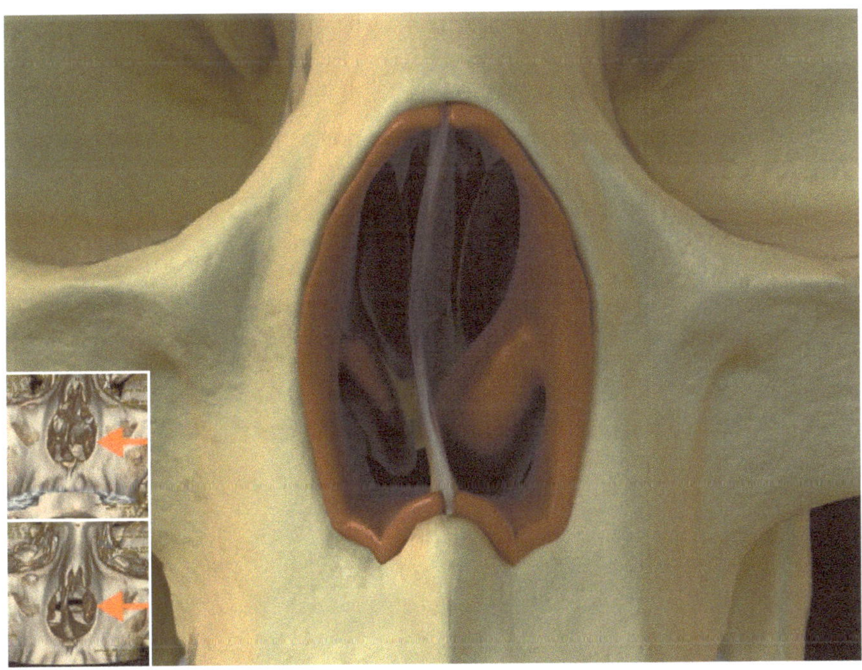

Ipertrofia compensatoria: imaging TC con evidenza del cornetto osseo ipertrofico.

Tali modificazioni strutturali possono localizzarsi soprattutto in corrispondenza dell'estremità posteriore del turbinato (in particolare il cornetto inferiore), realizzando il quadro della cosiddetta *degenerazione moriforme* della coda del turbinato. Un'entità nosologica responsabile di un corteo sintomatologico molto vario: stenosi nasale prevalentemente espiratoria, disturbi del sonno, scolo mucopurulento in rinofaringe, disordini uditivi, gola secca, tenesmo faringeo, nonché sintomi riflessi dalle strutture limitrofe.

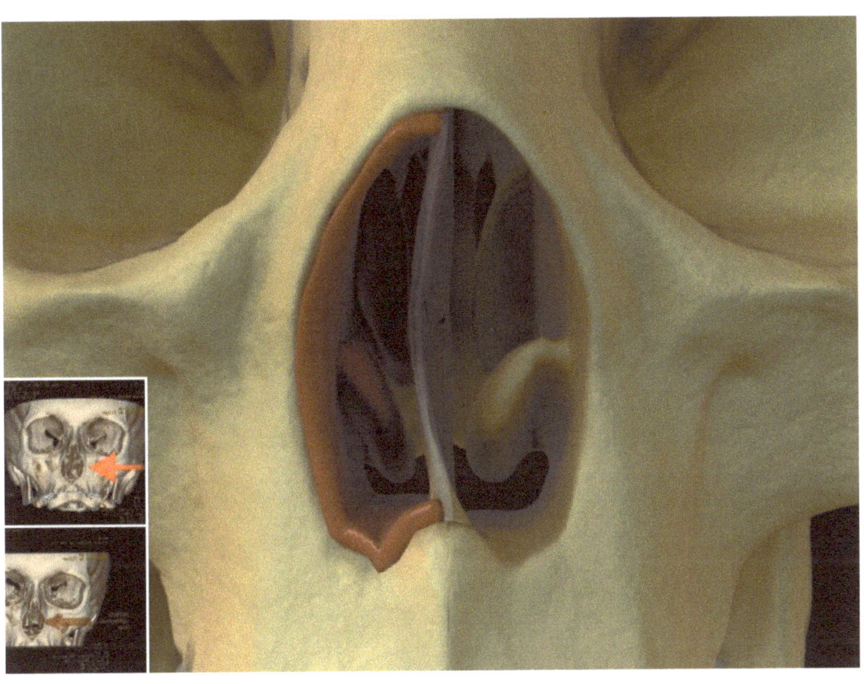

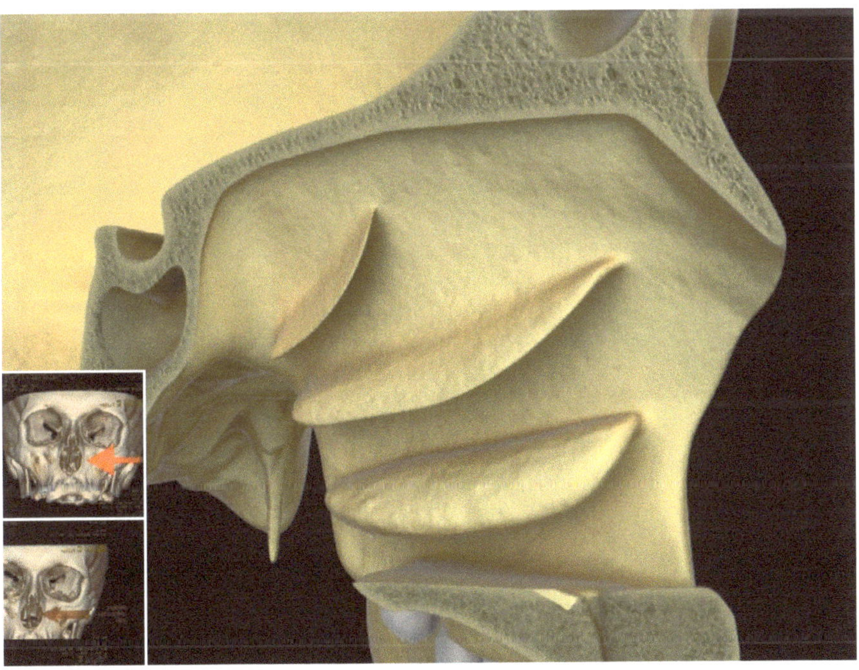

Il turbinato inferiore, data la sua particolare ricchezza di tessuto erettile, è la formazione più frequentemente interessata. Ma non sono infrequenti localizzazioni a carico del turbinato medio dell'estremità posteriore del setto. Queste modificazioni delle dimensioni dei turbinati alterano il volume e la forma delle cavità nasali con riduzione del lume che si traduce in un considerevole aumento della resistenza nasale (legge di Blasius).

Ipertrofia compensatoria: imaging TC (in alto e in basso a sinistra) con evidenza del cornetto osseo ipertrofico.

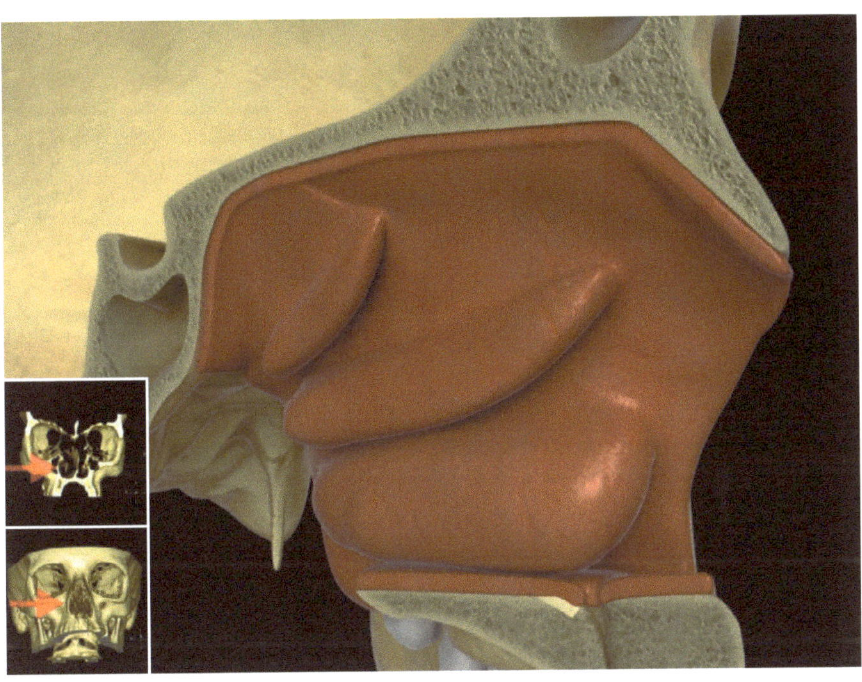

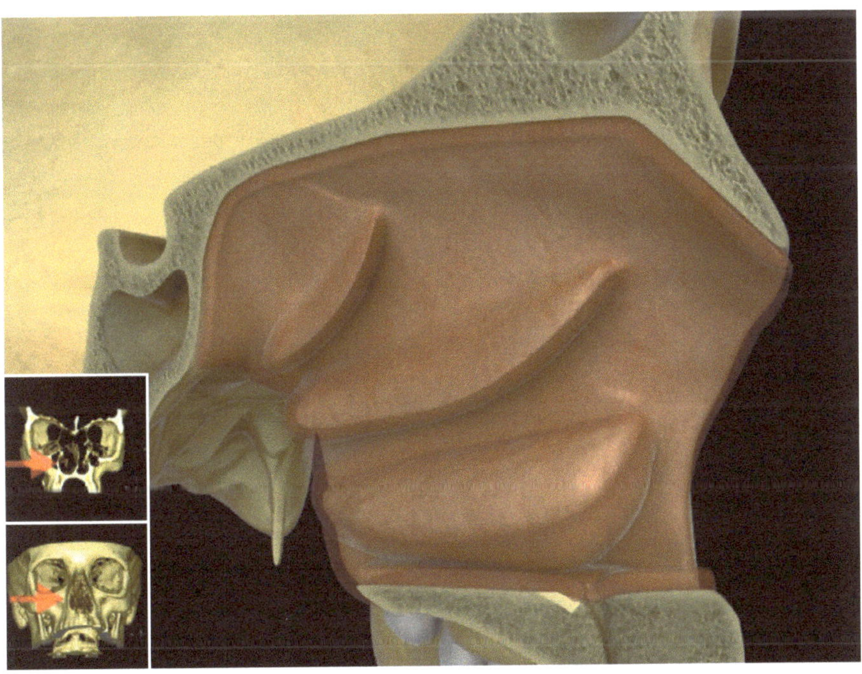

I turbinati inferiori, il cui scheletro è costituito da un ossicino indipendente, sono i più voluminosi e lunghi dei turbinati nasali (4-5 cm) di forma triangolare oblunga con base anteriore corrispondente alla testa del turbinato, situata a pochi millimetri dalla narice, ed apice posteriore o coda del turbinato situata ad un cm dallo sbocco della tuba di Eustachio.
La porzione respiratoria delle fosse nasali, insieme ad ampi tratti della porzione olfattoria, è rivestita da mucosa di colorito roseo, liscia dello spessore di circa 2 millimetri a livello del setto. Il suo spessore è più cospicuo, fino a 5 millimetri, a livello dei turbinati inferiori, ricchi di **tessuto cavernoso o erettile**, soprattutto a livello della testa e della coda.
La stimolazione fisica-chimica della mucosa nasale si esprime in via riflessa, a livello nasale, con modificazioni circolatorie specie del tessuto erettile dei turbinati, accompagnate da variazione del lume delle fosse nasali e da aumento della secrezione ghiandolare prevalentemente sierosa e mucosa. Parallelamente il riflesso provoca una riduzione dell'ampiezza e del ritmo respiratorio; l'aria ha così modo di permanere sufficientemente a contatto della superficie mucosa nasale e di essere modificata nella sua temperatura, umidità e purezza.
Particolare importanza nelle **reazioni vasomotorie** ha il tessuto cavernoso. Poiché questo tessuto è presente soprattutto a livello dei turbinati inferiori, tali strutture risultano fondamentali per un'adeguata respirazione.
Temperatura e grado di umidità dell'aria inspirata sono variabili emblematiche nella caratterizzazione del riflesso vasomotorio dei turbinati inferiori: l'aria fredda determina congestione degli spazi cavernosi, così come l'aria calda e secca. Al contrario l'aria calda ed umida provoca decongestione dei turbinati inferiori. La stimolazione meccanica o chimica della mucosa nasale determina poi un'accentuata secrezione di materiale sieroso particolarmente fluido. Le spiccate reflessività vasomotoria e secretiva della mucosa nasale, tra loro strettamente correlate, rivestono un ruolo importantissimo per la funzione difensiva del naso. Questa stessa elevata reattività può sconfinare dal fisiologico al patologico, cioè nelle cosiddette sindromi neurovegetative nasali, quali la rinite vasomotoria da ipertrofia dei turbinati inferiori.
Pertanto, è indispensabile ridurre tutte e tre le componenti anatomiche dei turbinati inferiori come prevede la MIT.

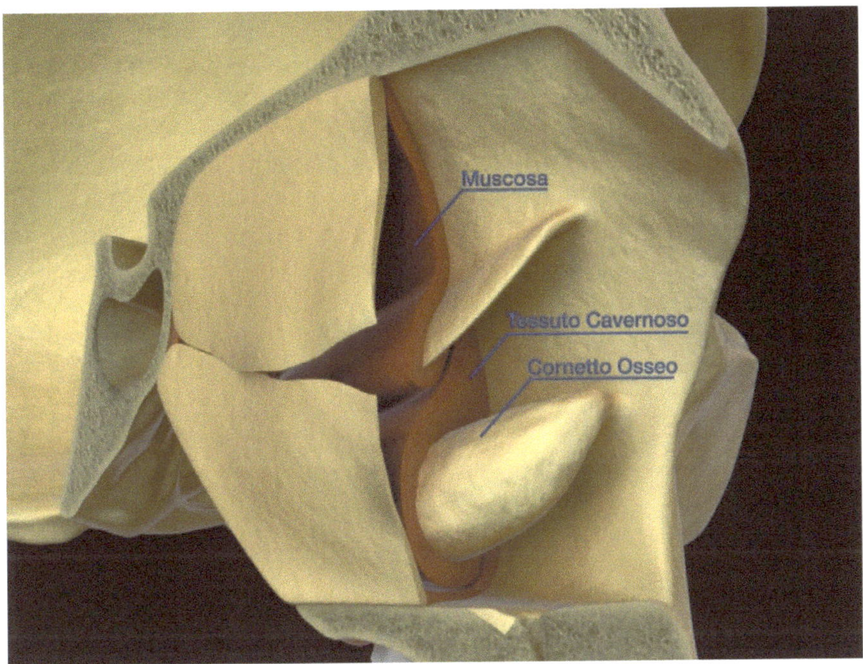
Muscosa
Tessuto Cavernoso
Cornetto Osseo

La MIT consente di liberarsi dalla dipendenza dei vasocostrittori senza l'utilizzo di tecniche "calde" quali laser, radiofrequenza e DEC in maniera permanente attraverso un semplice intervento senza l'uso di tamponi e in completa assenza di dolore.

Dentisti, parodontologi, proctologi e oculisti da oltre vent'anni non incidono più le mucose con tecniche "calde", sia per le inevitabili recidive sia per le alterazioni tissutali indotte dall'intervento. Inoltre, le tecniche "calde" si sono rivelate inefficaci contro l'ipertrofia ossea.

La DEC (diatermoelettrocoagulazione) è una delle tecniche cosiddette "calde", che non può essere in alcun modo ritenuta risolutiva nel trattamento dell'ipertrofia osteo-muco-cavernosa del turbinato inferiore.

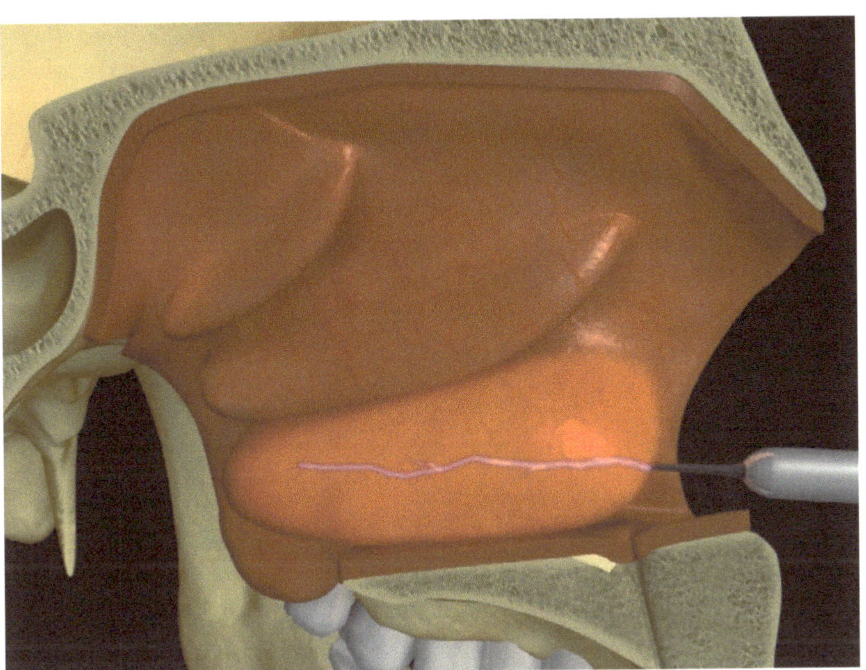

La rinoplastica aperta viene effettuata attraverso una piccola incisione situata circa a metà della columella, che diventa pressoché irriconoscibile a guarigione avvenuta. Attraverso l'incisione columellare vengono esposte tutte le strutture nasali: cartilagini alari e triangolari, valvola nasale, setto, dorso osseo.
Il chirurgo ha così modo di esaminare e valutare qualunque anomalia di forma, asimmetria o alterazione strutturale da correggere con grande accuratezza. Eventuali innesti e suture possono essere effettuati con estrema precisione.
Affinché non resti alcun segno si pratica un'incisione particolare di forma diversa a seconda del chirurgo che l'ha messa a punto. La sutura viene effettuata con fili sottilissimi e già dopo 2-3 settimane il segno è quasi impercettibile, per diventare praticamente invisibile a guarigione ultimata.

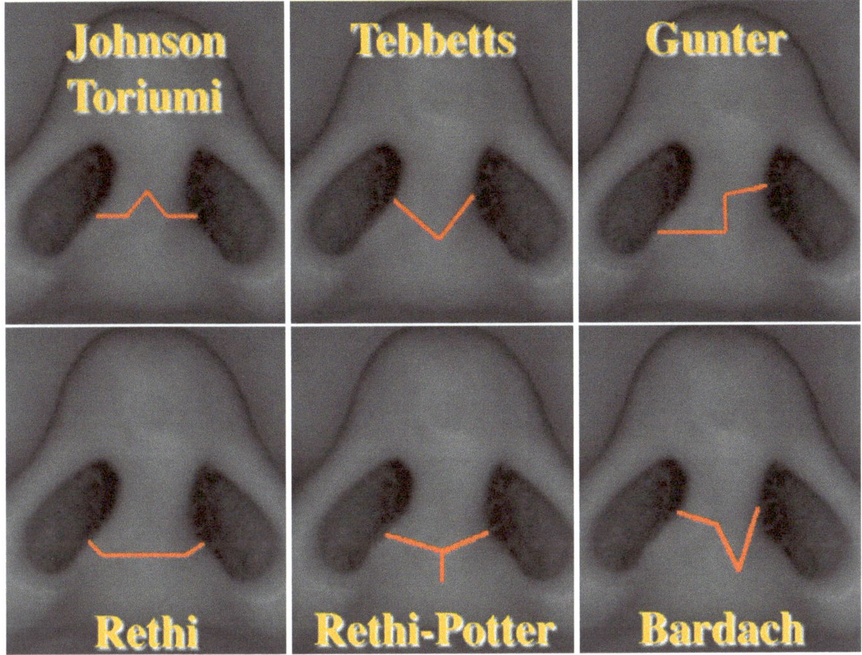
Johnson
Toriumi
Tebbetts
Gunter
Rethi
Rethi-Potter
Bardach

La prima fase della MIT è dettata dalla esigenza di potere operare in un campo il più possibile esangue e visto che il lavoro viene compiuto su un tessuto cavernoso ricchissimo di sangue, è indispensabile eseguire questo preliminare passaggio.

- Il primo motivo di utilità è pertanto quello di creare una adeguata vasocostrizione che ci permetta un lavoro in campo esangue.
- Un secondo motivo è dato dal creare una idrodissezione fra le parti molli e il cornetto osseo inferiore del turbinato.
- Il terzo motivo è dato dal fatto che il liquido iniettato amplifica la dimensione del turbinato rendendolo più solido e rendendo più visibile il punto esatto nel quale porre l'incisione longitudinale.

L'infiltrazione dei tessuti viene eseguita utilizzando una siringa Carpule® di tipo odontoiatrico sulla quale viene montato un ago da 27 Gauge della lunghezza di 35 mm. Nella siringa viene inserita una tubofiala, sempre di tipo odontoiatrico, con una soluzione di mepivacaina 1:100.000 con epinefrina.

L'infiltrazione viene eseguita inserendo l'ago nella testa del turbinato e infiltrandolo in un primo tempo superficialmente, fino a creare un impallidimento della mucosa, raggiungendo poi il piano osseo della testa, del corpo e della coda del turbinato stesso.

Una tubofiala del contenuto di 1,8 mL è sufficiente per ottenere il risultato desiderato. Viene consigliata un'attesa di qualche minuto durante la quale verranno eseguiti degli ulteriori lavaggi del setto cartilagineo evacuando i piccoli ematomi formatisi fra i due foglietti mucosi. Si ricorda infatti che la turbinoplastica inferiore va eseguita sempre dopo avere corretto speroni e deflessioni settali. Il motivo è dato dalla necessità di potere usufruire del maggior spazio possibile di lavoro all'interno della coana, tenendo sempre ben presente che, se si vuole risolvere il problema respiratorio del paziente, è necessario assolutamente eliminare tutte le cause che a monte hanno originato l'ipertrofia del o dei turbinati inferiori. A questo punto, passati alcuni minuti, si posiziona un sondino nasogastrico n. 14 collegato all'aspiratore di liquidi e lo si posiziona nel rinofaringe, entrando però dall'altra apertura narinale. Questa semplice manovra consente di lavorare più agevolmente in un campo operatorio libero da sangue, ma anche dai liquidi (soluzione fisiologica) con i quali vengono irrigati costantemente le coane e il turbinato.

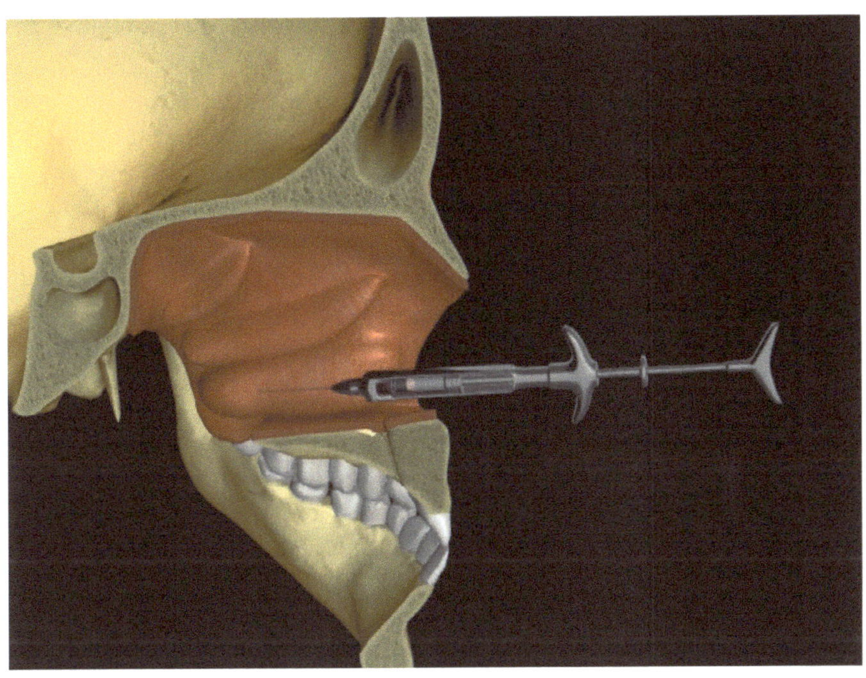

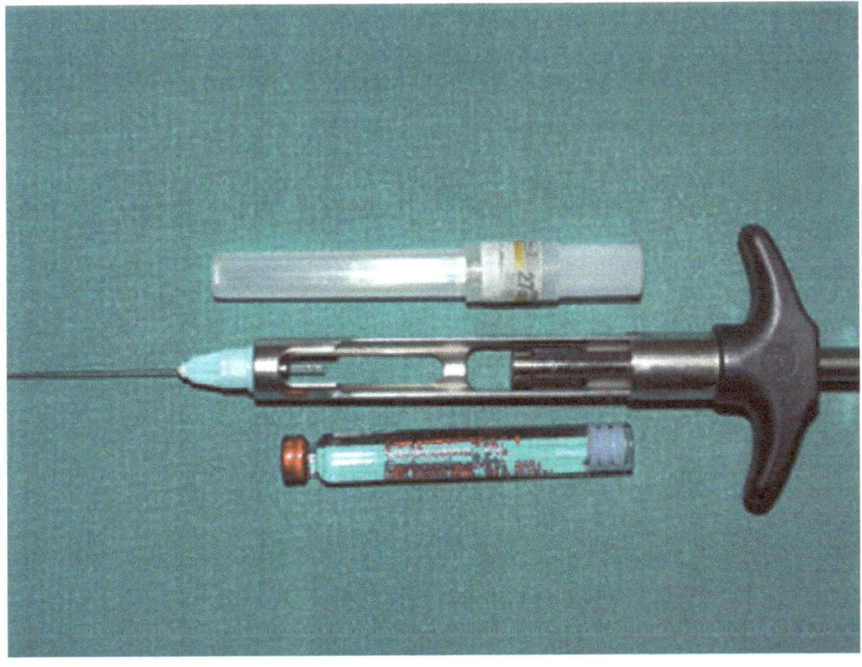

Ultimata la prima fase della MIT si passa all'incisione utilizzando un manico Bard-Parker con lama n.15 Aesculap.
L'incisione deve essere eseguita longitudinalmente dal corpo verso la testa del turbinato inferiore avendo cura di stare lungo la linea mediana. La lama deve essere affondata fino al periostio e portata verso la testa del turbinato. Grande attenzione va posta quando si arriva alla testa del turbinato in quanto, esistendo numerose varianti anatomiche, si potrebbe distaccare completamente uno dei due lembi che andiamo a sollevare. In questo malaugurato caso, senza scoraggiarsi bisognerà recuperare il capo del lembo dal rinofaringe e suturarlo immediatamente al controlaterale. È bene passare in questo caso almeno due punti di sutura in Vicryl 5/0 per meglio stabilizzare i lembi sulla testa del turbinato. Una volta esguita questa stabilizzazione l'intervento potrà continuare in maniera assolutamente normale.

L'incisione della coda del turbinato andrà invece eseguita solo dopo avere scollato sufficientemente le parti molli da quelle ossee: è preferibile, in questo caso, continuare la separazione dei lembi utilizzando una forbice angolata da turbinato inferiore che, laddove il turbinato si rastrema, permette di prolungare l'incisione in profondità in tutta sicurezza.
Eseguendo la prima e la seconda fase della MIT in modo accurato, come descritto, si può osservare la beanza dell'arteriola del turbinato inferiore solo nello 0,5% dei casi. Quando accade, il consiglio è di coagulare con l'elettrobisturi il vaso utilizzando una punta Colorado angolata di 30°.
A questo punto si esegue una nuova irrigazione con soluzione fisiologica e si passa alla fase successiva di distacco e sollevamento dei due lembi mucocavernosi.

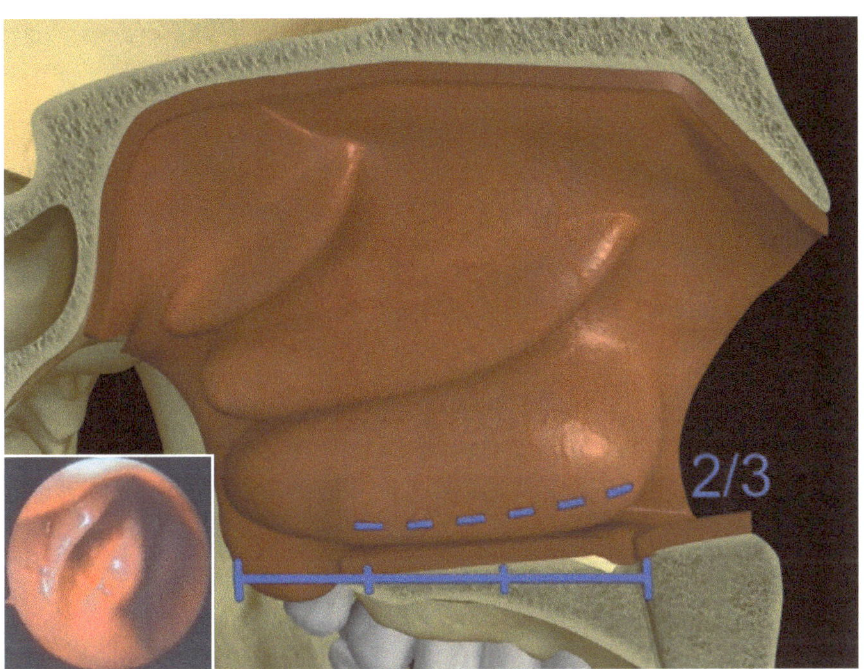
2/3

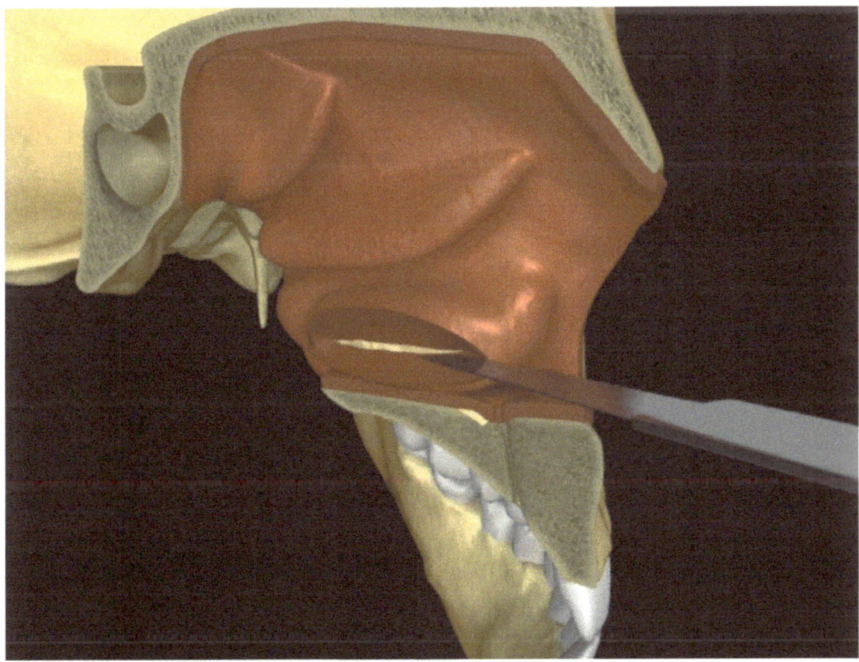

Questo terzo step è fondamentale per potere eseguire quella successiva riduzione del cornetto osseo sottostante che si è ipertrofizzato e per poter avere un sufficiente scorrimento del tessuto muco-cavernoso ed eseguire una corretta riparazione mediante sutura. Utilizzando la via d'accesso creata con l'incisione e usando un particolare tipo di fine scollaperiostio si separano delicatamente le parti molli dell'osso partendo dalla testa per portarsi successivamente sul corpo del turbinato. Una volta che si è scollato il corpo, anche lateralmente, si prosegue lo scollamento lungo la linea mediana, creando così un tunnel entro il quale potrà passare la forbice angolata da turbinato; questo ci permetterà di ampliare l'incisione lungo la coda del turbinato senza rischiare lacerazioni delle mucose.
A questo punto lo scollamento potrà liberare completamente il cornetto osseo dalle parti molli, facilitando così la successiva rimozione dell'eccesso osseo. Anche in questa fase vengono eseguite ripetute irrigazioni con soluzione fisiologica.

Strumentario utilizzato per eseguire correttamente la MIT.

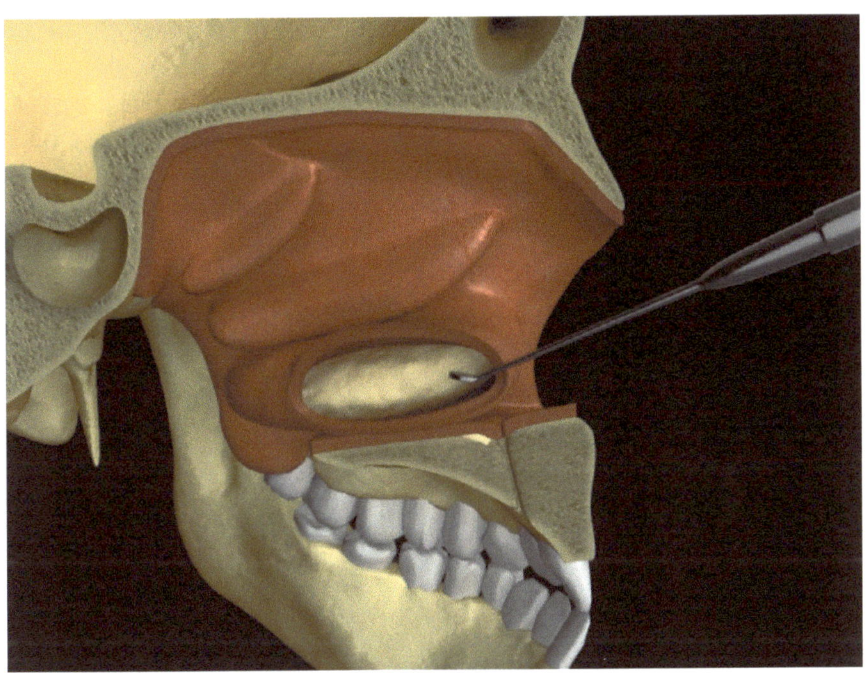

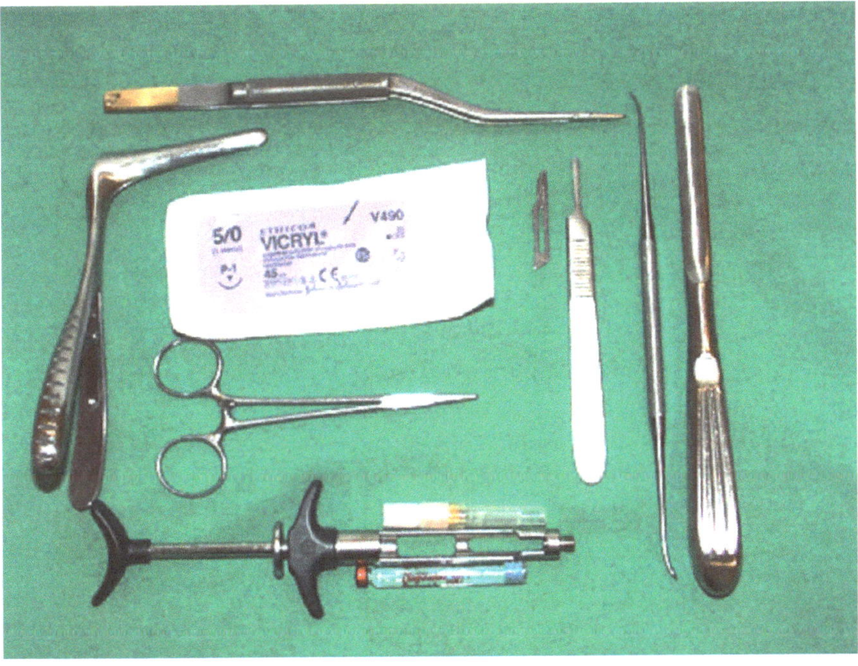
5/0
VICRYL
V490
P-1
45

Questa quarta fase della turbinoplastica è di fondamentale importanza: da sempre infatti si sa che il turbinato osseo si ipertrofizza coerentemente con l'ipertrofia delle parti molli e che, se si vuole ottenere una buona riduzione del turbinato inferiore, non si potrà certo limitarsi a cauterizzare le parti molli. Alcuni poi sostengono che può risultare sufficiente la lussazione (*out fracture*) del turbinato che, spostato verso l'esterno, lascerà più spazio all'aria che entra dal naso. Questa manovra è senz'altro utile come palliativo ma nel tempo la riparazione fibrotica della frattura (*out-fracture*) creerà un ulteriore aumento di volume, inficiando in parte il risultato. Il tutto sarà facilitato dalla residua maggiore presenza di sangue (ipertrofia mucocavernosa) che segna le comunissime recidive che avvengono dopo l'uso di laser, radiofrequenze o elettrofolgorazioni.

Ecco pertanto che, una volta isolato il cornetto osseo nella sua totalità, si procederà alla sua riduzione mediante asportazione con micropinze ossivore semplicemente con un accurato e delicato uso dello scollatore di Freer. È sufficiente lasciare a sostegno delle parti molli una moderata quantità d'osso, mentre il rischio di una totale asportazione del cornetto osseo inferiore potrebbe causare una beanza delle parti molli durante la respirazione. Questa è infatti una situazione da evitare categoricamente.
La conferma di come e in che misure il cornetto osseo si ipertrofizzi, la troviamo eseguendo una comune TC dei seni paranasali che evidenzierà perfettamente quanto successo all'interno del turbinato inferiore. Già nel 1952 House pubblicò sulla rivista *Laryngoscope* un lavoro sulla necessità di ridurre il turbinato anche nella sua componente ossea. A distanza di quasi 60 anni non è difficile osservare come la maggior parte dei chirurghi, anziché eseguire correttamente gli interventi di turbinoplastica, si limitino a "bruciacchiare" le parti molli con i macchinari più disparati. In questo modo le riduzioni delle parti molli vengono eseguite isolatamente senza che si vadano a ricercare e rimuovere le cause che hanno portato all'ipertrofia dei turbinati stessi.

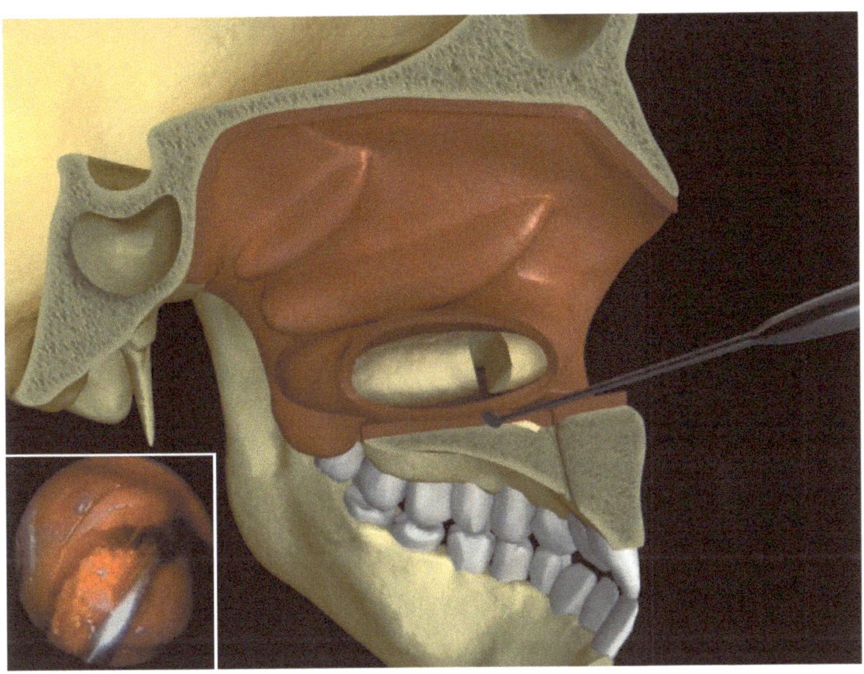

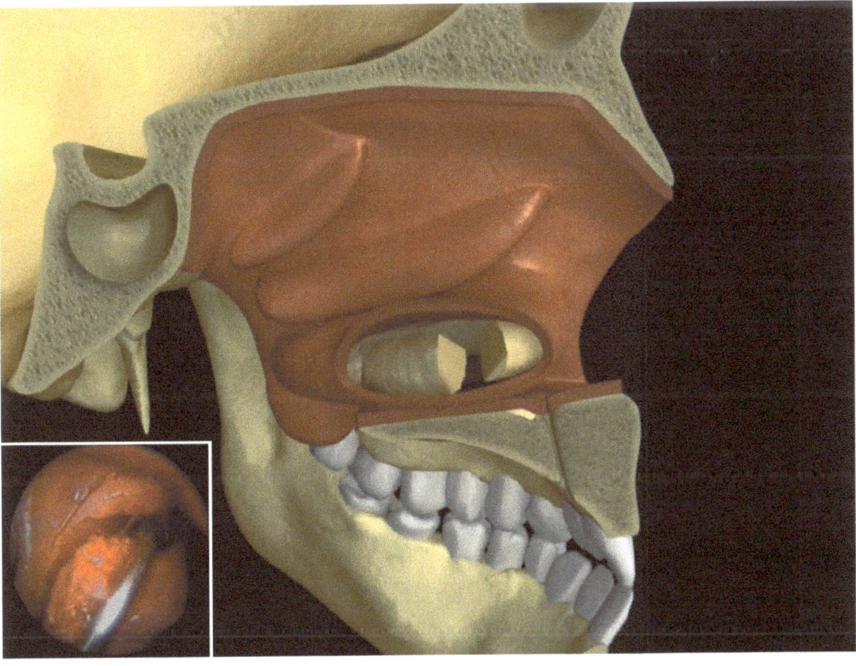

Asportazione dei frammenti del cornetto osseo ipertrofico ridotto chirurgicamente.

Nell'asportare i frammenti di cornetto osseo è necessario lasciare una moderata quantità d'osso a sostegno delle parti molli: il rischio di una totale asportazione del cornetto osseo inferiore potrebbe causare una beanza delle parti molli durante la respirazione.

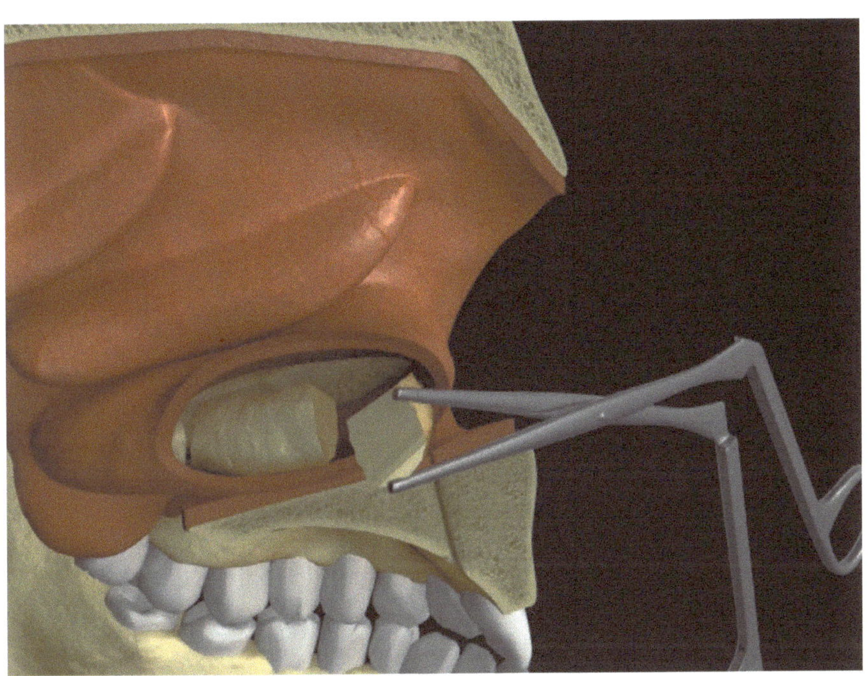

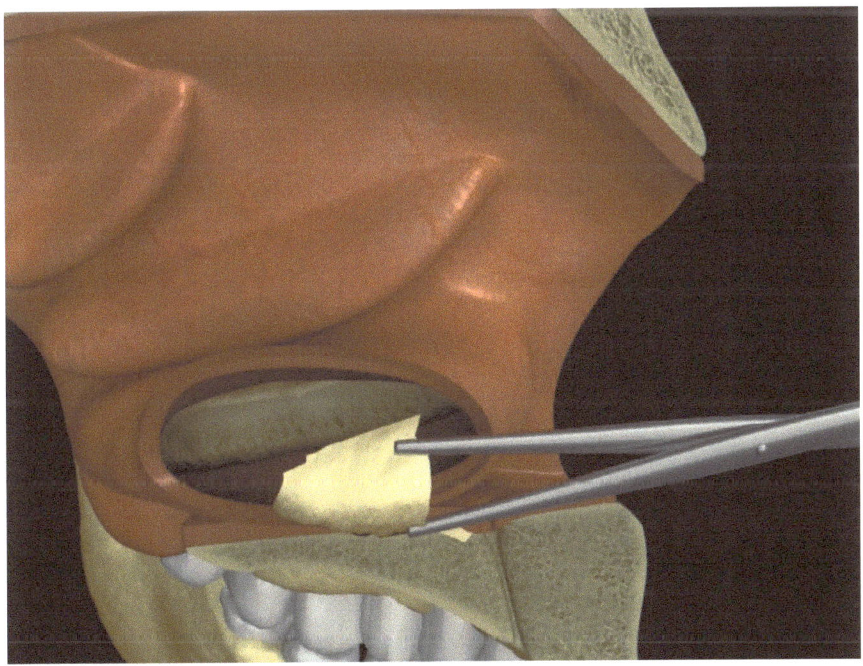

A questo punto si può assimilare il turbinato inferiore a un frutto col nocciolo, per esempio una ciliegia, che ipertrofizzandosi è diventata una albicocca.

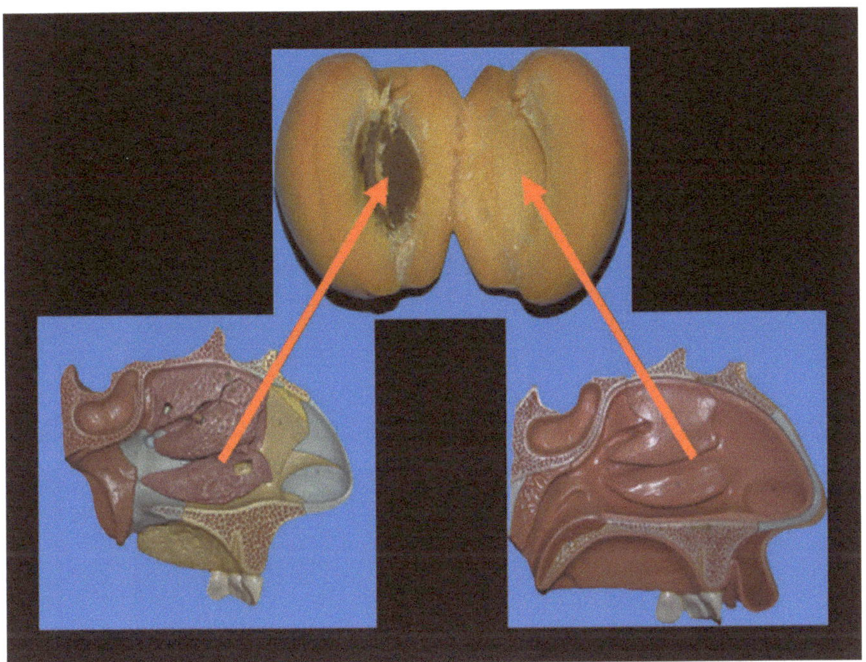

Una volta ridotto il nocciolo si dovrà ridurre la polpa e la buccia del frutto. Questa è la similitudine con la quale si può spiegare la MIT ai pazienti durante la prima visita. In realtà, a questo punto si procede alla riduzione del volume dei due lembi tissutali del turbinato utilizzando la specifica forbice angolata.

Riduzione e asportazione del lembo tissutale superiore del turbinato.

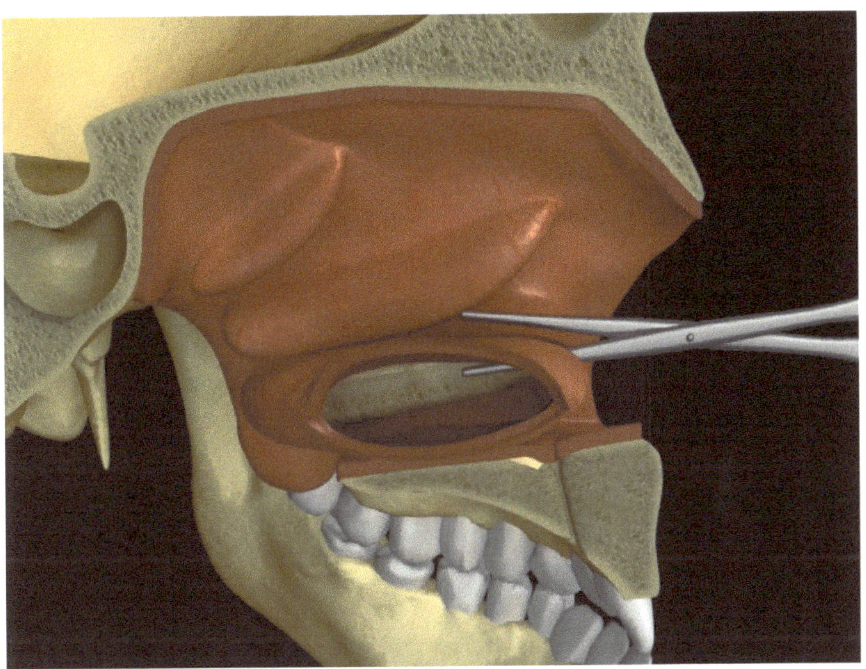

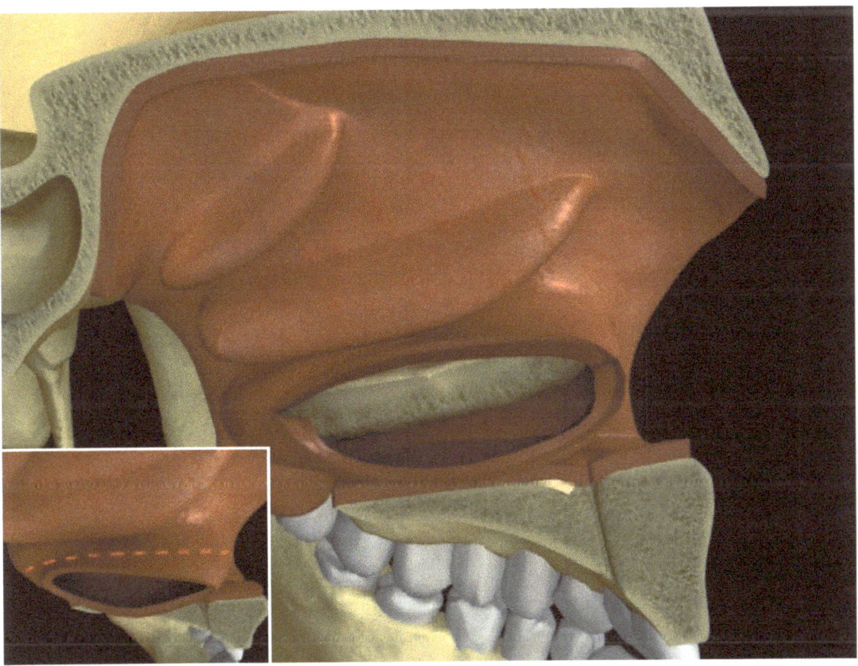

In genere la parte più spessa è rappresentata dal lembo inferiore e l'asportazione risulterà ovviamente asimmetrica. Il tessuto asportato avrà una forma a losanga assomigliando ad una sanguisuga di colore rossastro.

In questa fase, analizzando i pezzi asportati, ci si rende conto delle alterazioni tissutali indotte, per esempio, da un uso frequente di vasocostrittori. In questo caso si osserverà una mucosa pallida e ispessita. Oppure si osserveranno degenerazioni post-trattamento con tecniche "calde" o le cosidette degenerazioni moriformi per il contorno irregolare che ha assunto la mucosa di rivestimento o ancora vere e proprie degenerazioni polipoidi.

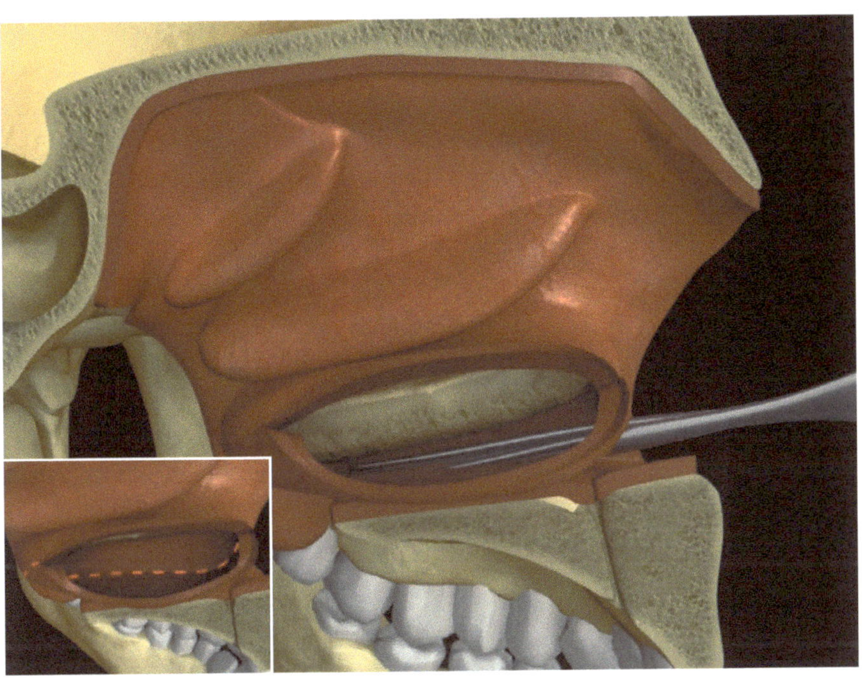

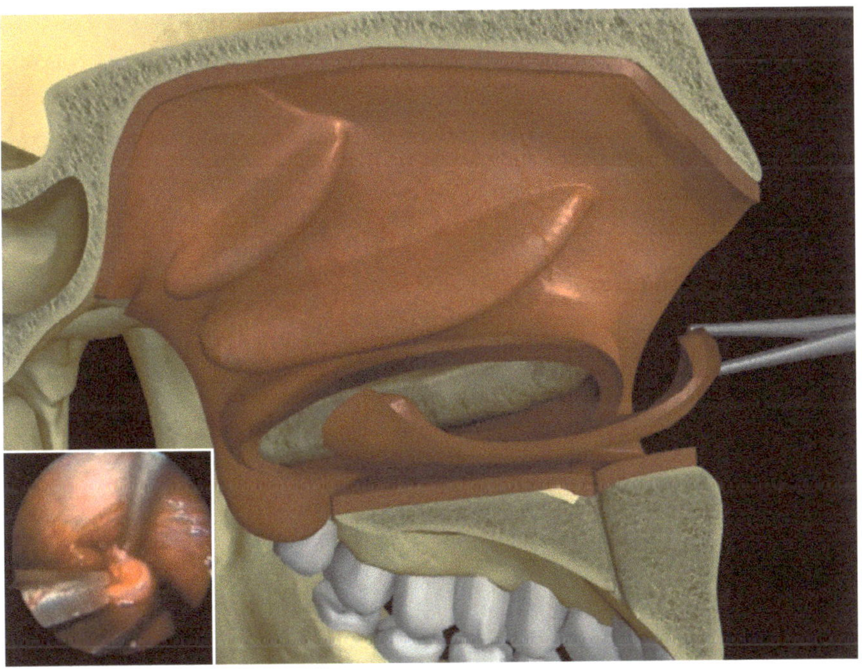

Le irrigazioni con soluzione fisiologica vengono ripetutamente eseguite durante ogni fase della rinoplastica e così pure della turbinoplastica.
Prima di iniziare la ricostruzione del turbinato inferiore con punti di sutura è bene prodigarsi in lavaggi ripetuti per eliminare il rischio di lasciare piccoli frammenti ossei che potrebbero dare origine a veri e propri sequestri ossei complicando la guarigione.

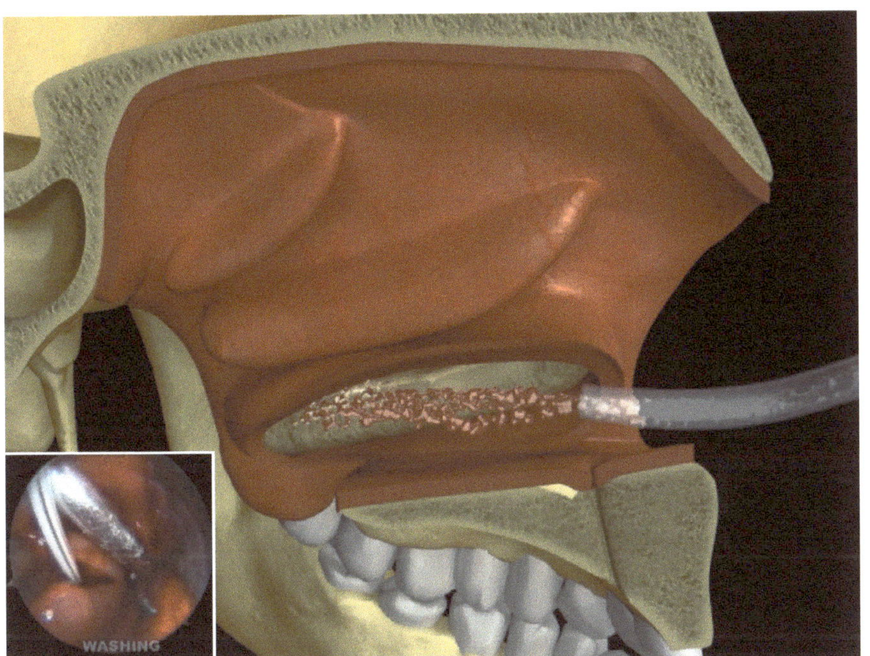
WASHING

Il grande vantaggio di questa metodica consiste nel fatto che, se ben eseguita, mediante sutura dei lembi il turbinato può riprendere una forma perfettamente anatomica, proprio come deve avvenire in chirurgia plastica quando si riduce una mammella ipertrofica.
Ciò non è solo soddisfacente, ma è anche indispensabile per mantenere il più possibile inalterata la corrente aerea durante la respirazione. Il materiale da sutura utilizzato in questi casi è un filo di acido polilattico con ago curvo tagliente P3. È consigliabile l'impiego di un portaghi a baionetta tipo Castrovejo a branche sottili rastremate. Quando la visibilità della coda del turbinato è ottimale, si può eseguire una sutura continua partendo proprio in profondità ed avendo cura di fare collabire il più possibile i lembi. A volte è, invece, consigliabile iniziare la sutura con dei punti staccati partendo dalla testa del turbinato. Così facendo si semplificherà la sutura distalmente nella coda. L'accollamento "alto" dei lembi permetterà successivamente una migliore visuale per l'affrontamento dei lembi in profondità. In genere si utilizzano due fili da sutura per ogni turbinato. Questo avviene per potere disporre di un ago nuovo e più tagliente quando si sutura in profondità. Capita infatti che l'ago del primo filo da sutura si possa spuntare urtando contro il residuo cornetto osseo.

Una volta terminata la ricostruzione del turbinato può risultare utile l'inserimento temporaneo, fino al termine dell'intervento, di un mezzo tampone Merocell n. 8 che, attraverso una blanda compressione eviterà accumuli ematici all'interno del neo-turbinato, facilitando l'accollamento dei lembi al periostio. Al termine dell'intervento di settoplastica o settorinoplastica i tamponi andranno rimossi in quanto la metodica descritta non ne prevede l'uso. Con l'esecuzione di almeno tre lavaggi endonasali al giorno nel postoperatorio la sutura si riassorbirà in circa quattro settimane.

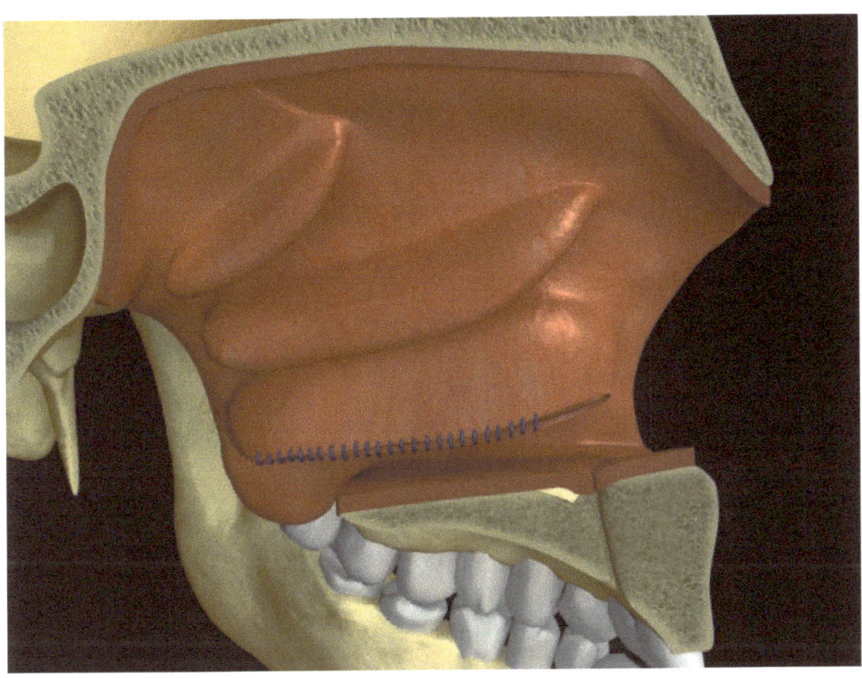

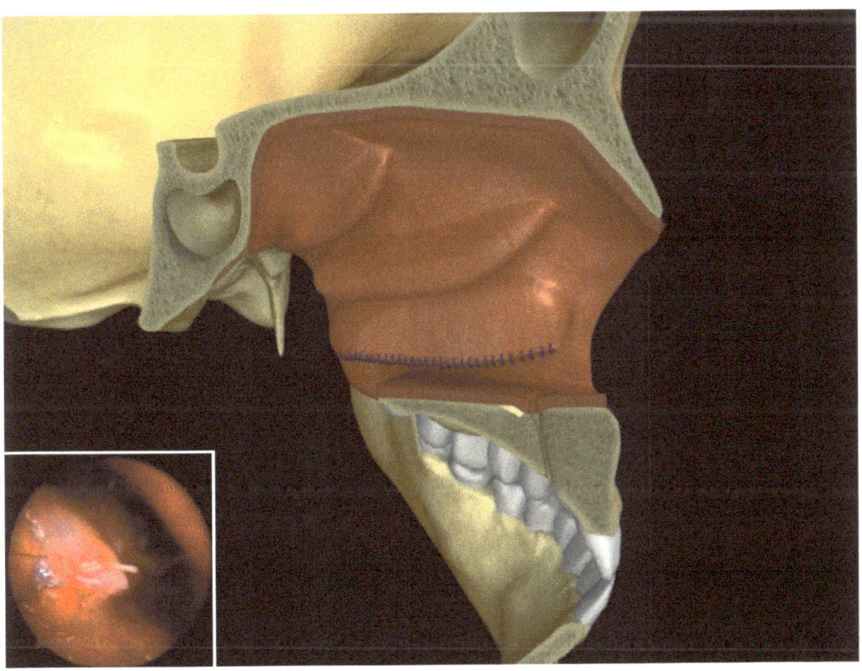

Il concetto di "simmetria respiratoria" 10

In questo capitolo il lettore troverà l'essenza dell'interpretazione della chirurgia nasale. L'ipertrofia dei turbinati inferiori prima della turbinoplastica inferiore modificata (MIT) rappresentava un problema insoluto, e il chirurgo da risolutore definitivo dei problemi di salute doveva assumere toni più umili e modesti per spiegare al paziente il perché delle recidive e del fallimento del trattamento.
La MIT, grazie alla logica e al buon senso che l'hanno guidata (riduzione o meglio ridimensionamento di tutti i tre comparti anatomici ipertrofizzati con ricostituzione della continuità tissutale attraverso una precisa sutura, così da evitare tamponi ed emorragie), ha definitivamente risolto il problema intrinseco dell'ipertrofia dei turbinati inferiori. Restava però aperto un problema altrettanto importante: come limitare tutte le possibili cause estrinseche che favorivano l'ipertrofia del turbinato inferiore. Partendo dal presupposto che il turbinato inferiore intercetta sempre (creando ipertrofia) – anche se con tempi molto diversi da paziente a paziente – ogni nuova alterazione mono o bilaterale dei flussi respiratori inspiratori, dovremo sempre preoccuparci di creare correnti aeree il più possibile "simmetriche".
Il lettore si domanderà, a questo punto, come si possa parlare di "simmetrie aeree" quando fisiologicamente, durante la giornata, i risultati del cosiddetto ciclo nasale portano ad una evidente asimmetria?
Una delle possibili interpretazioni di questo fenomeno è da ricercarsi in un continuo e alternato controllo automatico delle funzionalità di questi importantissimi organi, che sono i turbinati inferiori. Quando più controlli riscontrano una durevole alterazione anatomica, ciò significa che si è innescato un processo irreversibile di ipertrofia (in genere compensatoria).
La ragione della irreversibilità, contrariamente a quello che illustri chirurghi negano, dipende dal fatto che l'ipertrofia inizia dalle parti molli per coinvolgere poi anche il cornetto inferiore osseo (teoria metabolica e della distrazione ossea) creando una nuova realtà anatomica patologica, eviden-

temente sanabile solo attraverso una riduzione chirurgica pluricompartimentale. La MIT è, appunto, la metodica ideale per la definitiva risoluzione del problema.

Il chirurgo nasale esperto dovrà, pertanto, sempre sincerarsi in fase di diagnosi preliminare di controllare tutte quelle strutture anatomiche che possono condizionare la "simmetria" respiratoria. Abbiamo visto che la TC dei seni paranasali ci da un grande aiuto in questa fase, ma ancor più utile può diventare un accurato e mirato esame obiettivo del naso esterno, controllando anche la forma e la stabilità della punta nasale, la forma convessa o concava di una o di entrambe le cartilagini alari o triangolari così come ogni loro eventuale distorsione o deviazione.

Nei nasi post-traumatici (tipico il "naso da pugile") o in alcuni esiti di rinoplastiche non riuscite, andrà controllata l'altezza e la proiezione del dorso nasale (nasi insellati) così come la stabilità, o meglio la instabilità, della punta spesso totalmente priva di sostegno con suo conseguente cedimento. Queste alterazioni di forma creano delle insufficienze valvolari che non possono essere ignorate. Così pure attraverso la palpazione della consistenza della punta, si potrà rilevare quella assenza di sostegno della columella da parte del setto caudale, che è tipica del naso da pugile, ma anche di tanti esiti di settoplastica eseguita con la tecnica di Cottle in modo improprio.

Per quanto concerne le deviazioni settali, meglio non fidarsi mai completamente del referto radiologico della TC. Un suggerimento che va di pari passo all'invito rivolto ai medici radiologi di visitare i pazienti da sottoporre a TC. Esistono, infatti, moltissime deviazioni settali caudali che sfuggono all'esame radiologico (proprio perché estremamente ed esclusivamente caudali cartilaginee), ma che sono talmente evidenti all'ispezione esterna da non poter essere trascurate nel referto.

Pertanto, l'asimmetria respiratoria è riconducibile principalmente alle seguenti cause:

- deflessione settale;
- insufficienza valvolare;
- neoformazioni stenosanti.

Il controllo delle recidive nelle deviazioni del setto

11

Nell'ambito del controllo delle recidive delle deviazioni settali verrà ora presentato un nuovissimo sistema di fissaggio del setto caudale a quello mascellare superiore, in particolare alla spina nasale anteriore.

Si tratta di un particolare punto di sutura che permette di solidarizzare fra loro in modo forte e sicuro un tessuto fragile (come la cartilagine settale) ad uno estremamente forte e coeso come l'osso. Per di più, capita molto spesso, di incontrare un secondo tipo di difficoltà dovuta alla distanza che intercorre fra il setto cartilagineo e l'osso. Questa distanza (variabile da 1 a 6-7mm) viene a crearsi dopo l'asportazione della parte deviata del setto in corrispondenza della sua inserzione sulla cresta palatina del mascellare superiore. Quando si esegue una normale sutura, si incontra la difficoltà di riuscire a serrare il punto di avvicinamento in modo adeguato senza lacerare la cartilagine. Quasi sempre è indispensabile che l'assistente trattenga il nodo con la pinza anatomica prima del serraggio definitivo della sutura. Il punto "3GK" ha risolto tutti questi problemi in una sola volta.

11.1 Esecuzione tecnica

In base all'esperienza personale, come filo da sutura viene utilizzato un 3/0 intrecciato non assorbibile, con ago tagliente (Ethibond Ethicon). Dopo aver passato l'ago sui due versanti da solidarizzare, anziché procedere ad annodare il filo, si deve passare il capo del filo con l'ago per almeno tre volte attorno all'altro capo del filo (dormiente). Si crea così una sorta di serpentina che ha la duplice funzione di bloccaggio del filo (mantenendolo in trazione) e di creare una sorta di ammortizzamento, o meglio di distribuzione, della tensione lungo l'asse del filo con una "serpentina", che impedisce così il cedimento e la rottura della cartilagine, pur sempre mantenuta in posizione corretta.

Si diceva, che il numero di giri da dare attorno al capo del filo dormiente, deve essere almeno pari a tre se il gap fra setto ed osso è compreso fra 0 e 2 mm. Per ogni millimetro di gap in più, si deve aggiungere un ulteriore giro alla serpentina; così se per esempio la distanza fra i due diversi tessuti fosse di 5 mm, si dovrà creare una serpentina di almeno 6 giri.

Ovviamente, una volta terminati i passaggi a serpentina, si procederà ad eseguire i classici tre nodi di chiusura definitiva.

Con questa metodica le possibilità che si possa creare una recidiva per dislocazione della cartilagine quadrangolare del setto sono praticamente nulle. Nell'intento di "simmetrizzare" i flussi aerei verranno poi ovviamente eliminati tutti gli eventuali ostacoli creati da creste e speroni settali ossei. Se coesiste una insufficienza valvolare, bisognerà trattarla applicando degli innesti cartilaginei, tipo gli *spreader grafts* secondo Sheen, dei *batten* cartilaginei quando vi è un collasso delle crus laterali o un innesto trasversale fra le due crus laterali o *Lateral Crural Spanning Graft* (LCSG) come descritto da Tebbetts.

Qualora siano presenti neoformazioni polipoidi o altro, non solo si dovrà procedere alla loro asportazione, ma si dovrà sempre valutare la necessità di eseguire un ampliamento degli ostii meatali secondo la filosofia della chirurgia funzionale endoscopica dei seni paranasali o *Functional Endoscopic Sinus Surgery* (FESS) di Stammberger.

12 Conclusioni

Diverse revisioni in letteratura evidenziano limiti e successi delle diverse tecniche chirurgiche utilizzate nel trattamento dell'ipertrofia dei turbinati.

Passali e collaboratori hanno condotto uno studio su 457 pazienti operati con differenti tecniche per risolvere l'ostruzione nasale, con l'esclusione di pazienti affetti da rinite e/o sinusite infettive, portatori di deviazioni del setto nasale, poliposi o sottoposti precedentemente ad altri interventi chirurgici. Al follow up a 4 anni, completato da 382 pazienti, l'analisi dei risultati ha evidenziato (in termini di pervietà nasale attraverso la valutazione della resistenza nasale mediante rinomanometria e rilevazione dei volumi rinometrici) una limitata durata nel tempo della pervietà respiratoria utilizzando le tecniche di elettrocauterizzazione, di crioterapia e laserterapia, migliorabile solo con la turbinectomia.

Un ulteriore dato che emerge dallo studio è che i trattamenti effettuati ambulatorialmente sono gravati da una maggiore incidenza di esiti cicatriziali e alterazioni della funzionalità nasale, mentre gli interventi di decongestione della sottomucosa sono spesso complicati da sanguinamento postoperatorio, così come la turbinectomia che pure promuove la ripresa del trasporto mucociliare e la produzione locale di fattori di difesa umorali. La conclusione degli autori italiani è che la tecnica di prima scelta per il trattamento dell'ipertrofia dei turbinati inferiori sia la decongestione della sottomucosa, ancora meglio nella variante con lussazione laterale in grado di ripristinare le attività del distretto nasale nel pieno rispetto della fisiologia.

Alla medesima conclusione perviene anche Hol e collaboratori per i quali la turbinoplastica sembrerebbe rappresentare la metodica di prima scelta. A distanza di tempo Willat reintroduce il concetto secondo cui non bisogna individuare la singola tecnica considerata ottimale, ma la giusta metodica per il singolo paziente con l'obiettivo di ottenere risultati a lungo termine. Obiettivo perseguito con la messa a punto della tecnica MIT, la quale rappresenta senza ombra di dubbio l'approccio attualmente più completo al ridimensionamento del turbinato inferiore nel rispetto della sua funzione. L'associazione di questa metodica alla rinoplastica strutturale e alla FVTR ha fatto sì che si individuasse un nuovo approccio alla chirurgia del naso: la rinoplastica globale (funzionale ed estetica), grazie alla quale si ottiene il risultato di ridurre non il solo il rischio di emorragie nel postoperatorio eliminando totalmente l'uso dei tanto temuti tamponi nasali, ma anche di migliorare la qualità di vita del paziente dopo aver subito l'intervento. Una metodica che riesce, dopo tutto, a coniugare le esigenze cliniche della patologia con le necessità estetiche del paziente con un livello di compliance mai raggiunto prima.

Bibliografia essenziale

Balbach L, Trinkel V, Guldner C, Bien S, Teymoortash A, Werner JA, Bremke M (2011) Radiological examinations of the anatomy of the inferior turbinate using digital volume tomography (DVT). Rhinology 49:248-252

Batra PS, Seiden AM, Smith TL (2009) Surgical management of adult inferior turbinate hypertrophy: a systematic review of the evidence. Laryngoscope 119:1819-1827

Bhandarkar ND, Smith TL (2010) Outcomes of surgery for inferior turbinate hypertrophy. Curr Opin Otolaryngol Head Neck Surg 18:49-53

Caffier PP, Frieler K, Scherer H, Sedlmaier B, Göktas O (2008) Rhinitis medicamentosa: therapeutic effect of diode laser inferior turbinate reduction on nasal obstruction and decongestant abuse. Am J Rhinol 22:433-439

Cavaliere M, Mottola G, Iemma M (2005) Comparison of the effectiveness and safety of radiofrequency turbinoplasty and traditional surgical technique in treatment of inferior turbinate hypertrophy. Otolaryngol Head Neck Surg 133:972-978

Chen XB, Lee HP, Chong VF, Wang de Y (2010) Numerical simulation of the effects of inferior turbinate surgery on nasal airway heating capacity. Am J Rhinol Allergy 24:118-122

Chusakul S, Choktaweekarn T, Snidvongs K, Phannaso C, Aeumjaturapat S (2011) Effect of the KTP laser in inferior turbinate surgery on eosinophil influx in allergic rhinitis. Otolaryngol Head Neck Surg 144:237-240

Feldman EM, Koshy JC, Chike-Obi CJ, Hatef DA, Bullocks JM, Stal S (2010) Contemporary techniques in inferior turbinate reduction: survey results of the American Society for Aesthetic Plastic Surgery. Aesthet Surg J 30:672-679

Glorig A, Wheeler DE, House HP (1958) Your ear and nose. AMA Arch Ind Health 17:81-85

Greywoode JD, Van Abel K, Pribitkin EA (2010) Ultrasonic bone aspirator turbinoplasty: a novel approach for management of inferior turbinate hypertrophy. Laryngoscope 120 Suppl 4:239

Gottarelli P, Righini S (1996) 8-year experience with force vector rhinoplasty by J.B. Tebbetts: comparative results. Acta Otorhinolaryngol Ital 16:248-253

Gupta V, Singh H, Gupta M, Singh S (2011) Dislocation of the inferior turbinates: a rare complication of nasal surgery, presenting as obstructive sleep apnea. J Laryngol Otol 125:859-860

Hol MK, Huizing EH (2000) Treatment of inferior turbinate pathology: a review and critical evaluation of the different techniques. Rhinology 38:157-166

House HP (1951) Submucous resection of the interior turbinal bone. Laryngoscope 61:637-648

Jose J, Coatesworth AP (2010) Inferior turbinate surgery for nasal obstruction in allergic rhinitis after failed medical treatment. Cochrane Database Syst Rev. 12:CD005235

Lee DH, Kim EH (2010) Microdebrider-assisted versus laser-assisted turbinate reduction: comparison of improvement in nasal airway according to type of turbinate hypertrophy. Ear Nose Throat J. 89:541-545

Lee HP, Garlapati RR, Chong VF, Wang DY (2011) Comparison between effects of various partial inferior turbinectomy options on nasal airflow: a computer simulation study. Comput Methods Biomech Biomed Engin Sept 14 (in corso di pubblicazione)

Lilja M, Virkkula P (2010) [Surgical techniques of the inferior nasal turbinates in the treatment of nasal obstruction]. Duodecim 126:2023-2031

Mabry RL (1988) Inferior turbinoplasty: patient selection, technique, and long-term consequences. Otolaryngol Head Neck Surg 98:60-66

Meneghini F, Gottarelli P (2002) Lateral crus sculpturing in open rhinoplasty: the Delicate Alar Clamp. Aesthetic Plast Surg 26:73-77

Nurse LA, Duncavage JA (2009) Surgery of the inferior and middle turbinates. Otolaryngol Clin North Am 42:295-309

Passali D, Lauriello M, De Filippi A, Bellussi L (1995) Comparative study of most recent surgical techniques for the treatment of the hypertrophy of inferior turbinates. Acta Otorhinolaryngol Ital 15:219-228

Passali D, Passali FM, Damiani V, Passali GC, Bellussi L (2003) Treatment of inferior turbinate hypertrophy: a randomized clinical trial. Ann Otol Rhinol Laryngol 112:683-688

Pittore B, Al Safi W, Jarvis SJ (2011) Concha bullosa of the inferior turbinate: an unusual cause of nasal obstruction. Acta Otorhinolaryngol Ital 31:47-49

Pollock RA, Rohrich RJ. Inferior turbinate surgery: an adjunct to successful treatment of nasal obstruction in 408 patients (1984) Plast Reconstr Surg 74:227-236

Tebbetts JB (1998) Primary rhinoplasty: a new approach to logic and techniques. Mosby, St Louis

Toriumi DM (1993) Open structure rhinoplasty. Facial Plast Surg Clin North Am 1:1

Warwick-Brown NP, Marks NJ (1987) Turbinate surgery: how effective is it? A longterm assessment. ORL J Otorhinolaryngol Relat Spec 49:314-320

Willat D (2009) The evidence for reducing inferior turbinates. Rhinology 47:237-246

Curriculum vitae

Attività accademica

Nato a Bologna nel 1952, nel 1978 si laurea nella stessa città in Medicina e chirurgia con lode. Successivamente si specializza in chirurgia plastica e in odontostomatologia.
Dal 1980 al 1996 è assistente ospedaliero e aiuto primario presso la Divisione di chirurgia plastica dell'Istituto ortopedico Rizzoli di Bologna.
Successivamente consegue diplomi di perfezionamento post-universitario in biomateriali, chirurgia estetica e in chirurgia nasale.
Dal 1992 al 2007 ricopre il ruolo di Professore a contratto di Tecniche chirurgiche correttive estetico-funzionali della piramide nasale presso la Clinica otorinolaringoiatria dell'Università di Ferrara diretta da Carlo Calearo.
Dal 1992 al 1995 ricopre il ruolo di Professore a contratto di Principi di chirurgia plastica presso la Scuola di specializzazione in Medicina fisica e riabilitazione dell'Università di Bologna.
Dal 1992 al 1994 ricopre il ruolo di Professore a contratto di Terapia chirurgica delle precancerosi del cavo orale presso la Scuola di specializzazione in Odontoiatria e protesi dentale dell'Università di Bologna.
Dal 1992 al 1993 ricopre il ruolo di Professore a contratto presso l'Istituto superiore di medicina olistica ed ecologia dell'Università di Urbino.

Attività professionale

Nel 1989 introduce per la prima volta in Italia l'innovativa tecnica di settorinoplastica di John B. Tebbetts di Dallas.
Dal 1991 si interessa di applicazioni informatiche in chirurgia plastica, con particolare riguardo al consenso informato.
Dal 1992 al 2008, oltre alla normale attività accademica, tiene corsi accreditati ECM di settorinoplastica, chirurgia ambulatoriale e chirurgia delle labbra.
Nel 1994 vince il 1° premio di migliore realizzazione al Congresso nazionale di videochirurgia plastica dell'Associazione chirurghi ospedalieri italiani (ACOI) con un video multimediale sulla tecnica di rinoplastica secondo Tebbetts.
Nel 1996, durante il 45° Congresso nazionale di chirurgia plastica, organizza il workshop "Chirurgo plastico e computer".

Nel 1997 presiede un dibattito sulle peculiarità del paziente di chirurgia plastica ed estetica alla Fiera dell'informatica "Future show 2997". Nel giugno dello stesso anno dirige il primo videocorso multimediale di settorinoplastica aperta secondo Tebbetts.

Nel 1997 mette a punto la turbinoplastica inferiore modificata (MIT, *Modified Inferior Turbinoplasty*), una innovativa metodica di rimodellamento dei turbinati inferiori con una casistica documentata di circa 4.000 casi.

Nel 1998 è invitato a tenere una lezione magistrale sulla Force Vector Tip Rhinoplasty (FVTR) al 13° Corso di aggiornamento in chirurgia estetica (corso monotematico di rinoplastica primaria e secondaria) di Trieste.

Nel 2002 è invitato a tenere due lezioni magistrali al Convegno internazionale di rinoplastica di Dubrovnik.

Nel 2003 partecipa al 5th Symposium on Aesthetic Plastic Surgery di Barcellona dove esegue alcuni interventi di settorinoplastica presso il Centro medico Teknon. In questa occasione presenta per la prima volta la tecnica MIT da lui messa a punto.

Nel 2004 partecipa al 14th International Course on Plastic and Aesthetic Surgery di Barcellona, presieduto da Jaime Planas, dove presenta quattro relazioni sulle tecniche di correzione nasale da lui messe a punto ed esegue alcuni interventi in diretta presso la clinica Planas.

Nel 2005 partecipa al 23rd International Annual Symposium of Plastic Surgery-Aesthetics di Guadalajara in Messico, presieduto da Jose Guerrero Santos, dove presenta le metodiche di rinoplastica globale e di turbinoplastica inferiore modificata da lui messe a punto.

Fino ad oggi è stato direttore e relatore di numerosi corsi pratici e seminari nei diversi ambiti della chirurgia plastica, facendo realizzare, nel 2010, un video 3D sulla MIT. Il numero di pazienti operati con questa metodica ha oggi raggiunto quasi quota 5000.

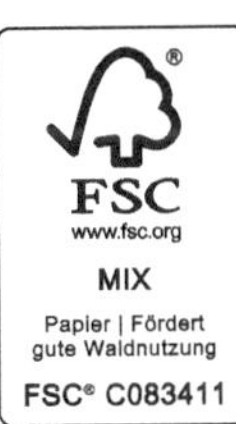

Zeitfracht Medien GmbH
Ferdinand-Jühlke-Straße 7
99095 Erfurt, Deutschland
produktsicherheit@kolibri360.de